Leben mit Heilsteinen

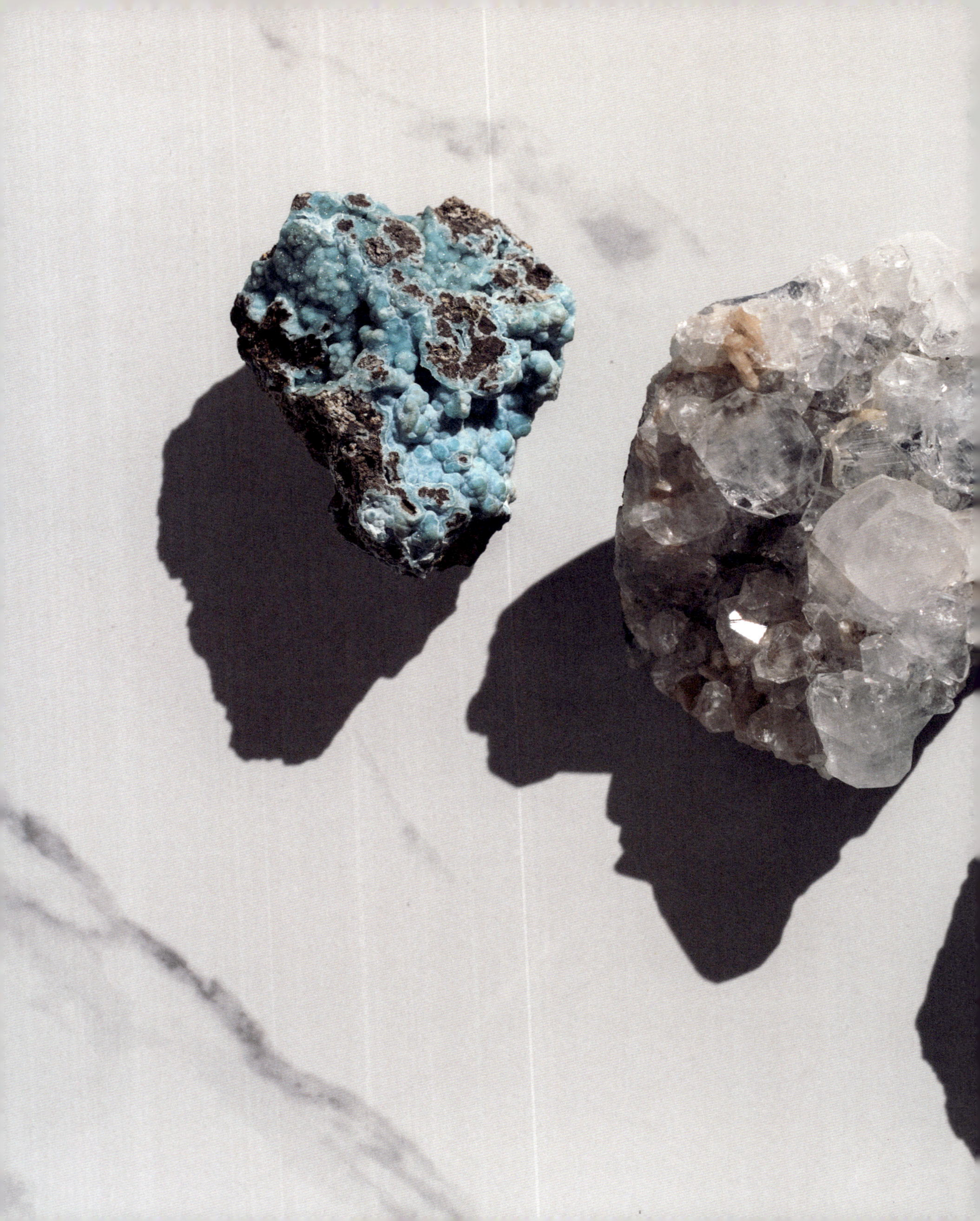

In liebender Erinnerung an meinen Vater James Thornbury,
ein wahres Juwel, dessen Güte und Kreativität
uns auch heute noch beflügeln.

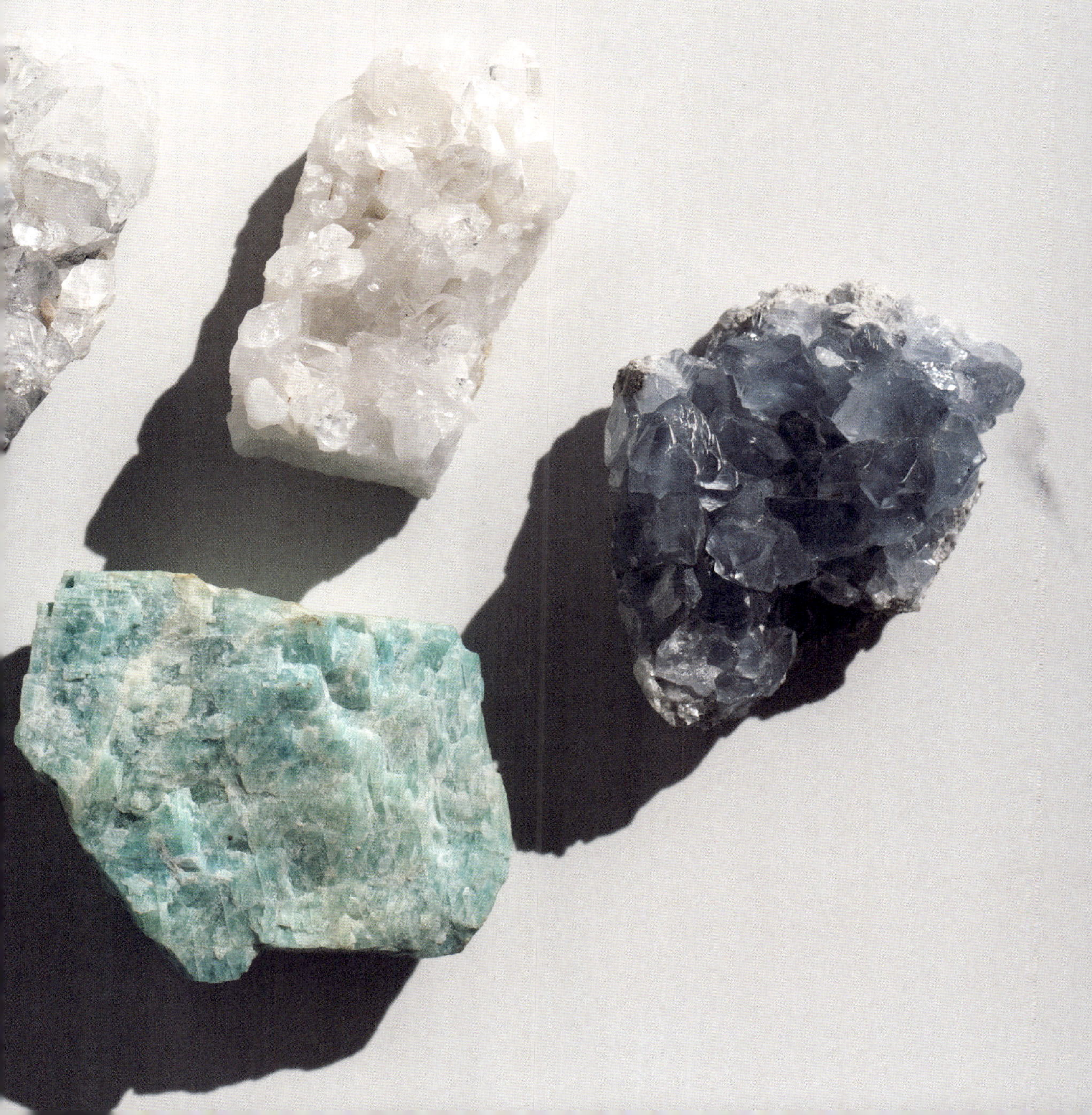

Die englische Originalausgabe erschien 2019 unter dem Titel „The Crystal Fix". This edition published by arrangement with White Lion Publishing, an imprint of The Quarto Group.

1. Auflage

Satz: Dr. Alex Klubertanz

Projektleitung: Sven Beier

Umschlaggestaltung: Geviert, Grafik & Typografie

Printed in China

ISBN: 978-3-424-15366-8

Leben mit HEILSTEINEN

DIE ENERGIE DER KRISTALLE FÜR GESUNDHEIT, INSPIRATION UND EIN HARMONISCHES ZUHAUSE

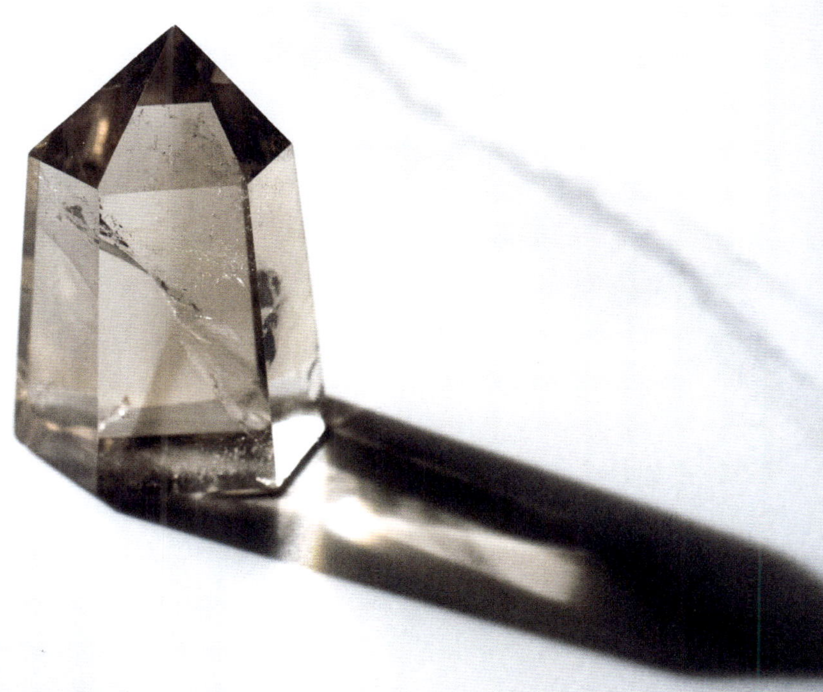

Juliette Thornbury

Aus dem Englischen von Ulrike Kretschmer

INHALT

Einführung 8
Die heilende Kraft der Steine 10
Zu diesem Buch 12

KAPITEL 1 MIT HEILSTEINEN LEBEN **14**
Welcher Stein passt zu Ihnen? 16
Formen und Größen 18
Die Pflege der Steine 20
Mit Heilsteinen reisen 24
Heilsteine tragen 26
Heilsteine in der Wohnung 28
Das Prinzip des Feng Shui 32
Eingangsbereich und Flur 34
Küche 36
Wohnzimmer 38
Schlafzimmer 40
Kinderzimmer 42
Badezimmer 44
Arbeitszimmer 46

KAPITEL 2 DIE HEILSTEINE **48**
FREUDE & ERFOLG
Rutilquarz 50
Sonnenstein 52
Pyrit 54
Zitrin 55
Jade 56
Apatit 58
Amazonit 60
Malachit 61
Topas 62

LIEBE & BEZIEHUNGEN
Rosenquarz 64
Chrysokoll 66
Chrysopras 68
Dioptas 70
Kunzit 72
Rubin 73
Opal 74
Smaragd 76
Hemimorphit 77
Rhodonit 78
Sugilith 80

GESUNDHEIT & WOHLBEFINDEN
Lodolith 82
Lapislazuli 84
Aventurin 86
Apophyllit 88
Angelith 90
Rhodochrosit 91
Blauer Spitzenachat 92
Shungit 94
Moldavit 95
Fuchsit 96
Danburit 98
Lithiumquarz 100

ENERGIE & INSPIRATION
Fluorit 102
Bergkristall 104
Sodalith 106
Kalzit 107
Jaspis 108

Herkimer Diamant 110
Vanadinit 112
Granat 113
Tigerauge 114
Karneol 116
Kyanit 118

RUHE & REGENERATION

Aquamarin 120
Amethyst 122
Coelestin 124
Howlith. 126
Schwarzer Turmalin 127
Lepidolith 128
Skolezit 130

SCHUTZ & TROST

Chlorit 132
Selenit 133
Labradorit 134
Rauchquarz 136
Türkis 138
Larimar. 139
Aragonit 140
Obsidian. 141
Feuerachat. 142
Onyx 144
Saphir 146
Hämatit 148
Mondstein 150

KAPITEL 3 ANWENDUNG DER HEILSTEINE 152

Allgemeine Hinweise 154
Meditation. 156
Rituale 158
Chakras und Auflegen der Steine 164
Massagen und andere Anwendungen. . . 166
Heilsteine und Schönheit 170
Ein Muster aus Steinen. 174

KAPITEL 4 DEN RICHTIGEN STEIN FINDEN. 182

Register der Steine nach Bedürfnis. 184
Allgemeines Register 189
Danksagung. 192
Über die Autorin 192

EINFÜHRUNG

Ich habe meine Leidenschaft für Heilsteine schon früh im Leben entdeckt. Meine Mum hat mich und meine Schwester immer zu kleinen Märkten in der näheren Umgebung mitgenommen, wo ich als Erstes den Stand mit den Heilsteinen ausfindig machte. Ich erinnere mich noch wie heute an das violette Tischtuch aus Samt, auf dem Hunderte von Steinen glitzerten – der Beginn meiner eigenen Steinsammlung, meine erste kleine Achatgeode habe ich noch heute, fast 20 Jahre später. Da meine Großeltern Juweliere waren, wuchs ich praktisch mit Edelsteinen auf und war von der leuchtenden, funkelnden Schönheit von Granat, Amethyst, Peridot und Rosenquarz, um nur einige zu nennen, schon immer fasziniert.

Im Jahr 2015 beschloss ich, meine Leidenschaft für Heilsteine zum Beruf zu machen. Ich gründete Luminosity Crystals, einen Onlineshop für qualitativ hochwertige Steine und Mineralien aus fairem Handel. Ich wollte die Steine auch selbst lokalisieren können und sie mit denjenigen auf der Suche nach einer alternativen Heilmethode oder schlicht einem dekorativen Accessoire teilen. Heute verbinde ich Menschen auf der ganzen Welt mit diesem äußerst wirkungsvollen Instrument der Selbstheilung. Die Welt der Kristalle und Mineralien ist zu einem wichtigen Teil meines Lebens geworden, sowohl in physischer als auch in mentaler, emotionaler und spiritueller Hinsicht.

Durch die Energie der Erde schenken uns Heilsteine Ausgeglichenheit, Harmonie und inneren Frieden. Mich haben sie zu einem gesünderen und glücklicheren Leben geführt. Sie fördern die Achtsamkeit, erden uns und verbinden uns mit der Natur. Ob Sie sie zum Meditieren nutzen, bei Vollmond- oder Schönheitsritualen einsetzen oder Ihren Wohnzimmertisch damit schmücken – die Heilsteine bringen Sie in direkten Kontakt mit sich selbst und Ihrer Umgebung.

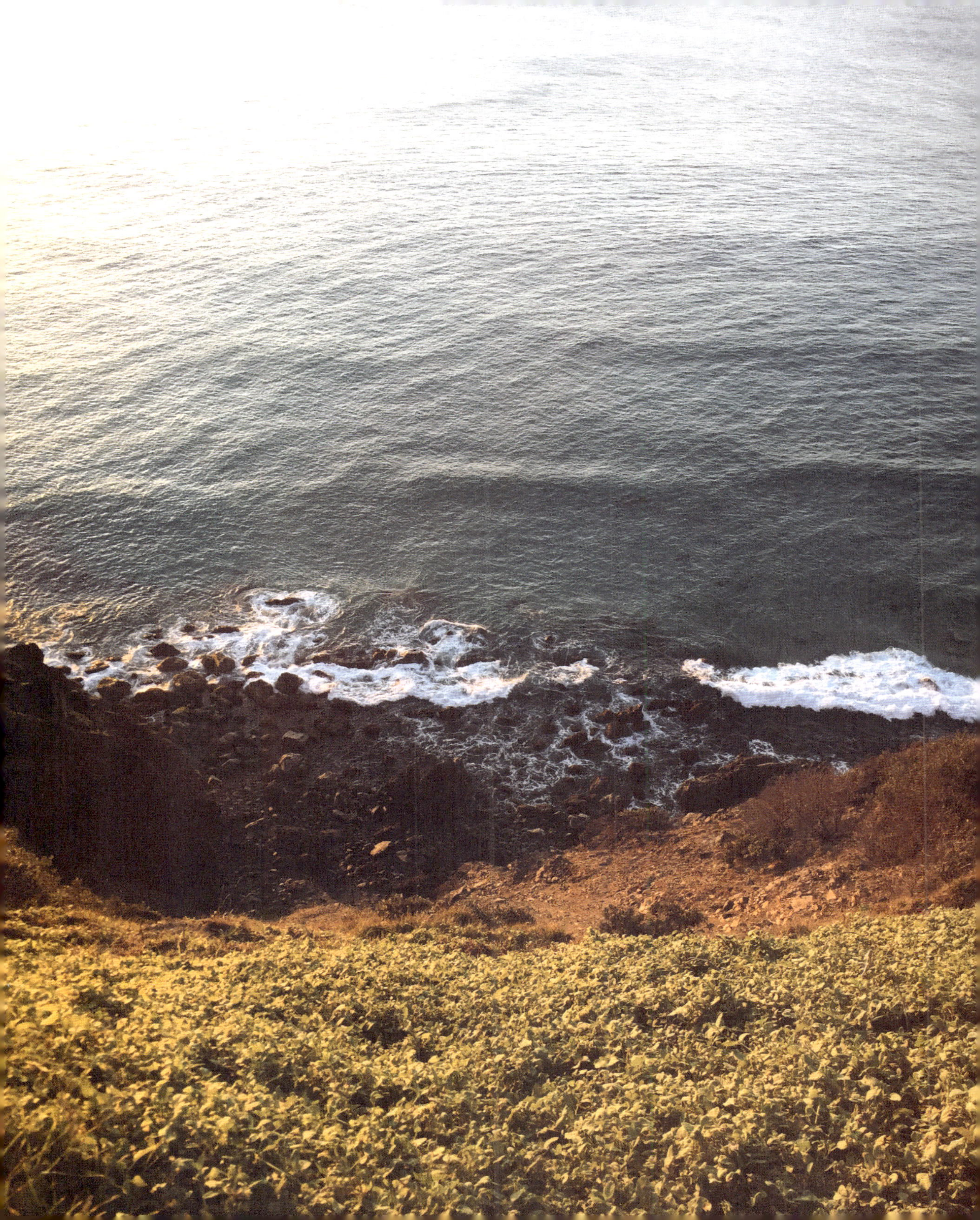

Die heilende Kraft der Steine

Seit Tausenden von Jahren ist die heilende Kraft der Steine Bestandteil zahlreicher Kulturen überall auf der Welt. Entdeckt wurde sie wahrscheinlich von den alten Sumerern: Sie schrieben Steinen magische Eigenschaften zu und nutzten sie nicht nur als Schmuck, sondern auch als Heilmittel. Die alten Ägypter trugen Türkis, Lapislazuli, Quarz und Karneol, fein zermahlener Malachit und Galenit kamen in Kosmetika zum Einsatz. Die Traditionelle Chinesische Medizin schätzt beispielsweise Rosenquarz und Jade seit mindestens 5000 Jahren als wirkungsvolle Arznei, und auch Schamanen und Heiler der indigenen Völker Süd- und Nordamerikas, Indiens und Australiens setzen die Steine in Zeremonien und Ritualen ein, um sich mit den Geistern der Ahnen sowie mit Mutter Erde zu verbinden.

Jeder dieser Steine verfügt über ein Energiefeld, das in eine positive Wechselwirkung mit dem Energiefeld unseres Körpers treten kann, indem es unsere Körperenergie auf natürliche Weise lenkt, in sich aufnimmt, verstärkt oder konzentriert. Wie alles im Universum funktionieren auch Heilsteine über Schwingungen; jeder verfügt über ein einzigartiges Energiemuster, das je nach Art, Farbe und Schwingung verschiedene Qualitäten hervorbringt. Die Arbeit mit der kristallinen Energie verhilft dem Körper wieder zu seinem natürlichen Zustand und bringt ihn ins Gleichgewicht. Dies führt nicht nur zu einem gesünderen Körper und Geist, sondern auch zu einer positiveren Einstellung sowie einer besseren Lebensqualität.

Studien zeigen außerdem, dass bestimmte Steine Energie leiten. Im Jahr 1880 entdeckte der französische Physiker Pierre Curie die Piezoelektrizität: Durch mechanischen Druck auf Steine wie Quarz und Topas erzeugte er Strom. Deshalb kommen sie heute auch verbreitet in Elektrogeräten wie Computern, Mobiltelefonen und Fernsehbildschirmen zum Einsatz.

Die heilende Kraft der Steine wird durch den absichtsvollen und bewussten Umgang mit ihnen noch verstärkt. Sind wir uns der verschiedenen Schwingungen um uns herum bewusst, spüren wir auch größere Auswirkungen auf unser Leben, sei es beispielsweise eine Stress- und Angstlinderung durch den Amethyst oder die Förderung von Wohlstand und Erfolg durch den Zitrin.

Kristallbildung

Kristalle bilden sich ganz natürlich in der Erdkruste, wenn Magma vom Erdkern aufsteigt und abkühlt. Dieser Prozess der sogenannten Kristallisation kann

Milliarden Jahre dauern. Faktoren wie Temperatur, Druck und chemische Zusammensetzung beeinflussen, welche Art von Kristall sich bildet. Hinzu kommen noch Verunreinigungen, die zum Beispiel Einfluss auf die Farbe des jeweiligen Kristalls haben: Quarzkristalle etwa sind von Natur aus zwar durchsichtig, doch können Eisen- oder Manganbestandteile den Stein leuchtend violett oder rosa färben. In diesen Fällen sind sie dann als Amethyst und Rosenquarz bekannt.

Mineralien, Steine, Kristalle und Edelsteine

Oft werden diese Begriffe synonym verwendet, doch weisen Mineralien, Steine, Kristalle und Edelsteine jeweils erhebliche strukturelle Unterschiede auf.

MINERALIEN

Unter Mineral versteht man eine natürlich vorkommende feste Substanz, die sich durch eine individuelle kristalline Struktur und chemische Zusammensetzung auszeichnet. Zwar sind nicht alle Mineralien sichtbare Kristalle, aber sie enthalten Kristalle in mikroskopischer Form. Bislang hat man mehr als 4000 verschiedene Mineralien identifiziert, und jedes davon besitzt seine ganz eigenen Merkmale sowie seine ganz eigene Struktur. Von Mineral spricht man, wenn es über die folgenden fünf spezifischen Eigenschaften verfügt: Es kommt natürlich vor, ist – mit Ausnahme der Kohle – anorganisch und bei Zimmertemperatur fest, es hat eine klar abgegrenzte chemische Zusammensetzung und schließlich eine geordnete innere Struktur.

STEINE

Gestein besteht aus mehreren verschiedenen Mineralien, besitzt aber nicht die spezifische chemische Zusammensetzung, die sich normalerweise in einem Mineral finden würde. Gestein kann auch andere organische Überreste sowie Mineraloide umfassen – mineralähnliche Substanzen, die keine Kristallausprägung aufweisen.

KRISTALLE

Die meisten Mineralien kommen in der Natur als Kristalle vor. Unter Kristall versteht man ein festes Material, das aus Ionen, Atomen und Molekülen besteht, angeordnet in einem regelmäßigen, sich wiederholenden Muster. Die Kristallstruktur kann die physikalischen Eigenschaften eines Minerals beeinflussen, darunter etwa seine Farbe, seinen Glanz, seine Textur und seine Form.

EDELSTEINE

Edelsteine bezeichnen wertvolle Mineralien oder Kristalle, die geschliffen und poliert wurden und meist als Schmuck oder dekorativer Gegenstand zum Einsatz kommen. Der Wert hängt von Qualität, Größe, Seltenheit und Farbe des Steins ab.

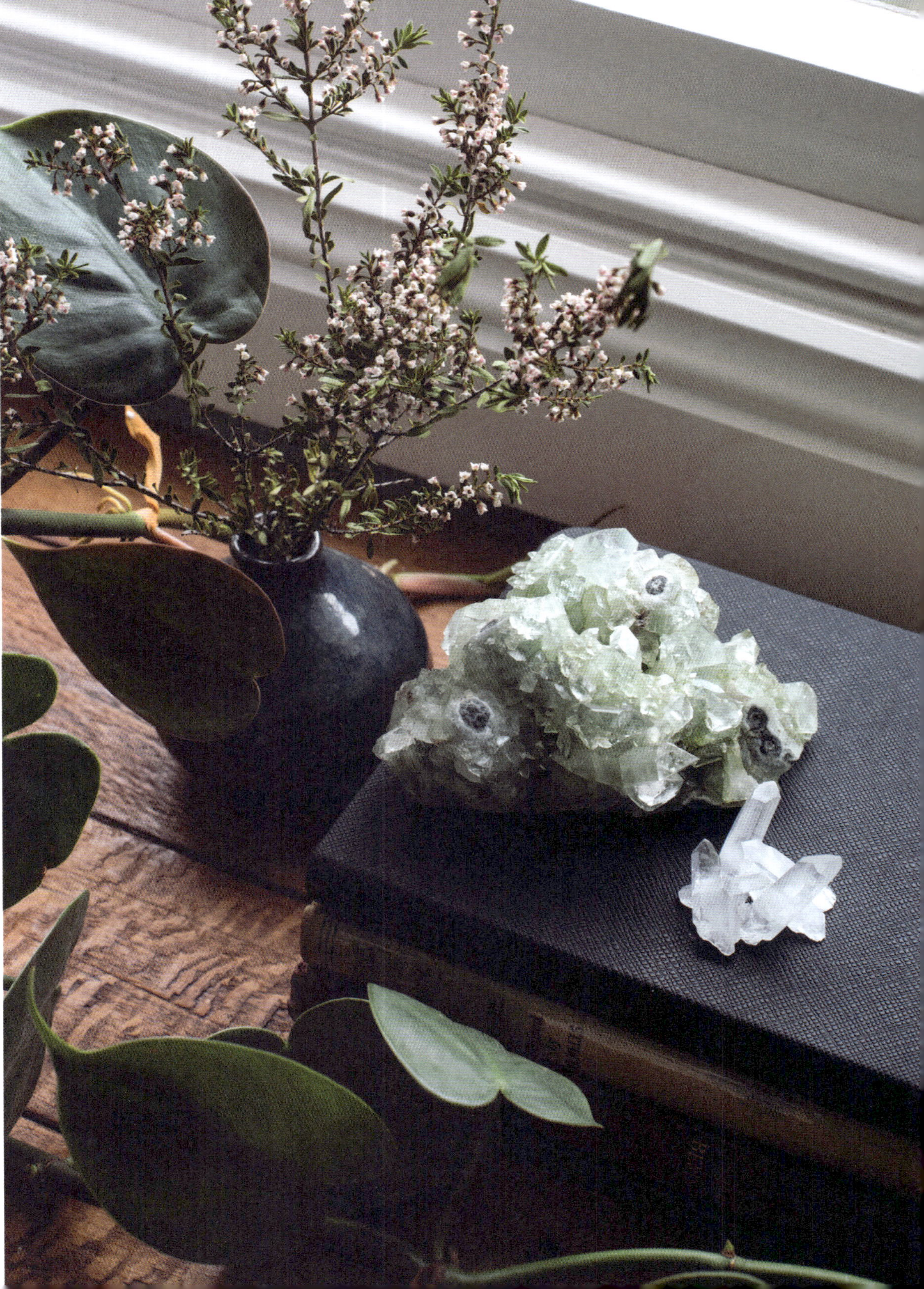

Zu diesem Buch

Der moderne Ratgeber bietet einen detaillierten Überblick über die heilenden Eigenschaften einer großen Vielfalt an Steinen und ihre Anwendungsmöglichkeiten. Finden Sie heraus, welche Vorteile für Geist, Körper und Seele die Steine haben und wie Sie sie in Ihrem täglichen Leben nutzen können.

Der richtige Stein für jedes Bedürfnis

Es gibt mehrere Möglichkeiten, wie Sie in diesem Buch den richtigen Stein für jeden Anlass finden können. Das Herzstück des Buches bildet das Kapitel »Die Heilsteine« (siehe Seite 48–151), in dem mehr als 60 verschiedene Steine hinsichtlich ihrer wichtigsten heilenden Eigenschaften in Unterkapiteln wie »Liebe & Beziehungen« oder »Gesundheit & Wohlbefinden« ausführlich vorgestellt werden. Darüber hinaus steht Ihnen ein spezielles Register (siehe Seite 184–188) zur Verfügung, in dem die Steine unter einem bestimmten Symptom oder Beschwerden wie zum Beispiel depressiven Verstimmungen, Angst oder Schlaflosigkeit aufgeführt sind.

Heilsteine für die Wohnung

Im ersten Kapitel erfahren Sie Grundlegendes über Heilsteine und wie Sie sie nutzen können, um auch in Ihrer direkten Umgebung einen positiven Fluss der Energien zu erzeugen. Es ist nach den Schlüsselbereichen im Haus gegliedert. Die dort jeweils aufgeführten Steine lenken die gewünschte Energie an diese Orte. Zudem finden Sie alles über Formen und Größen sowie die Pflege der Steine, das heißt wie Sie sie reinigen und wieder aufladen können.

Heilsteine anwenden

Das dritte Kapitel bietet Schritt-für-Schritt-Anleitungen zur Durchführung von Ritualen, zum Legen der Steine und zur Herstellung von Elixieren, die die heilenden Qualitäten der Steine noch steigern. So sorgen kristallbehandelte Schönheitswässer beispielsweise für eine gesunde, strahlende Haut, und auch bei der Massage hat sich die Anwendung von Heilsteinen bewährt. Ebenso profitieren die Energiezentren des Körpers, die Chakras, davon: Für jedes Chakra, dem auch bestimmte Farben zugeordnet sind, gibt es speziell geeignete Heilsteine (siehe Seite 164f.).

KAPITEL 1

MIT HEILSTEINEN LEBEN

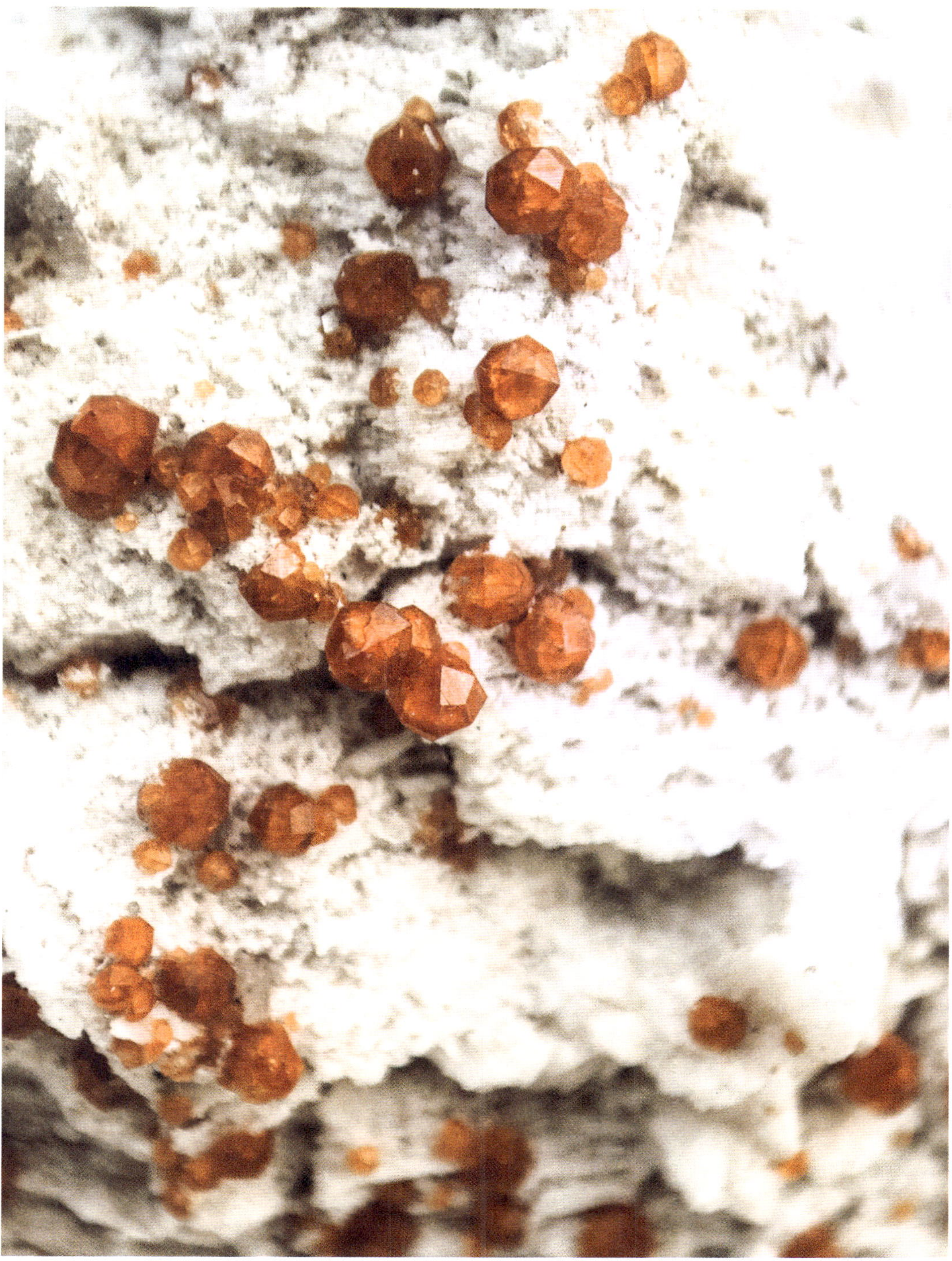

Welcher Stein passt zu Ihnen?

Angesichts der ungeheuren Vielfalt an Heilsteinen – es gibt Tausende verschiedener Mineralienvarietäten – kann man sich schon überfordert fühlen. Ein guter Anhaltspunkt ist dieser: Wenn Sie sich zu einem bestimmten Stein hingezogen fühlen, bedeutet das oft, dass Sie die dem Stein innewohnende Energie zur jetzigen Zeit in Ihrem Leben auch brauchen. Oder Sie wählen nach den folgenden Aspekten aus:

NACH FARBE: Wenn Sie mit dem Heilstein einem bestimmten Problem oder Bedürfnis begegnen wollen, ist es hilfreich, sich an seiner Farbe zu orientieren. Rosafarbene und grüne Steine beispielsweise sind mit dem Herzchakra verbunden und helfen so bei der emotionalen Heilung. Eine Übersicht über die Farben und ihre Bedeutung finden Sie auf Seite 165. Oder Sie wählen einfach den Stein, dessen Farbe Sie am meisten anspricht.

NACH GEFÜHL: Viele Menschen wählen den für sie passenden Stein danach aus, wie er sich anfühlt. Wenn Sie einen Stein in der Hand halten und sich darauf konzentrieren, wie sich seine Energie anfühlt, werden Sie auch spüren, ob Sie mit seiner heilenden Schwingung verbunden sind. Manche Menschen nehmen Wärme oder Kälte wahr, die von dem jeweiligen Stein ausgeht. Andere verspüren einen Widerhall seiner Energie in einem ihrer Chakras oder in einem bestimmten Bereich des Körpers. Es kann eine Weile dauern, eine entsprechende Sensibilität zu entwickeln, setzen Sie sich also diesbezüglich nicht unter Druck.

NACH BEDÜRFNIS: Heilsteine spenden uns in allen Lebenslagen Trost und bieten uns bei wichtigen Entscheidungen wertvolle Hilfestellungen. Wenn Sie beispielsweise in emotionaler Hinsicht gerade eine schwere Zeit durchmachen, schenkt Ihnen ein Heilstein wie der Rosenquarz Ruhe und inneren Frieden. Suchen Sie hingegen einen Stein, der Ihre Energie, Kreativität oder Motivation steigert, ist der Karneol möglicherweise genau das Richtige für Sie. Im Register auf den Seiten 184 bis 188 finden Sie einzeln aufgeführte Beschwerden oder Probleme und die passenden Heilsteine dazu.

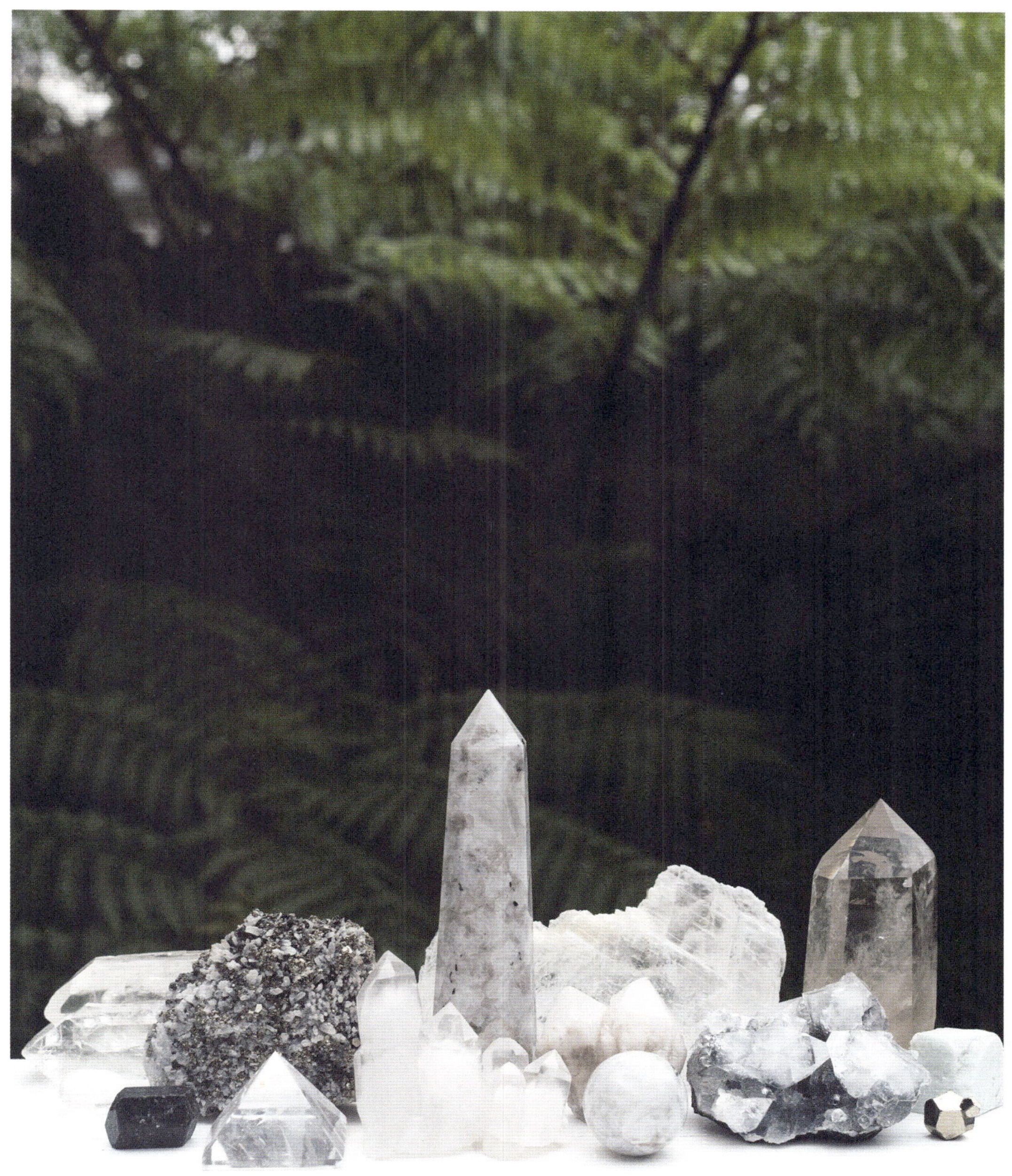

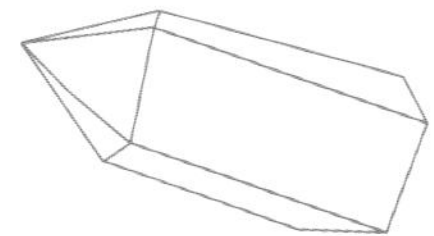

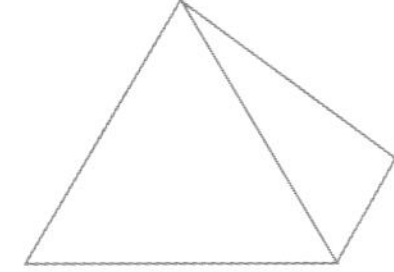

Formen und Größen

Heilsteine gibt es in unzähligen Formen und Größen, und sie alle beeinflussen die jeweilige heilende Energie und bestimmen, wie sie am besten angewendet werden sollten. Einige Steine verdanken ihre Form der Natur, andere sind geschliffen und poliert, also vom Menschen bearbeitet. Auf dieser Doppelseite erfahren Sie Wissenswertes über die verschiedenen Formen und den Unterschied zwischen Rohstein und bearbeitetem Stein.

Bearbeiteter versus Rohstein

Der unbearbeitete Rohstein verfügt in der Regel über eine kräftigere Energie als der geschliffene und polierte Stein. Dennoch kann auch die weichere Schwingung des polierten Steins in vielen Situationen hilfreich sein, insbesondere für die Menschen, die sehr sensibel auf die Energie von Heilsteinen reagieren. Beide Formen – sowohl die bearbeiteten als auch die Rohsteine – sind effektive Heiler und nehmen ihren ganz eigenen, wichtigen Platz in jeder Steinsammlung ein. Sie sollten sich der verschiedenen Energien der jeweiligen Steine nur immer bewusst sein, wenn Sie Ihre Wahl treffen.

Die verschiedenen Formen

Dem Formenreichtum der Steine sind zwar keine Grenzen gesetzt, doch sind einige Formen bei der Verwendung als Heil- oder Schmuckstein beliebter als andere. Die Art des Schliffs – zu einer Kugel oder Spitze etwa – hat Einfluss darauf, wie die Energie durch den Stein fließt.

- **NATÜRLICHE SPITZE** Dieser kraftvolle Rohstein wurde nicht poliert oder anderweitig bearbeitet. Er kommt häufig als Heilstein zum Einsatz und leitet – je nach Bedarf und je nachdem, wie man ihn hält und worauf man die Spitze des Steins richtet – die Energie vom Körper weg oder zu ihm hin.

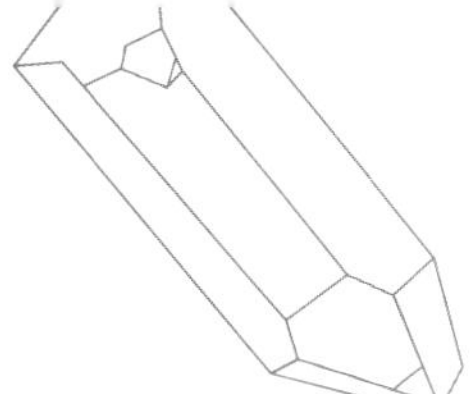

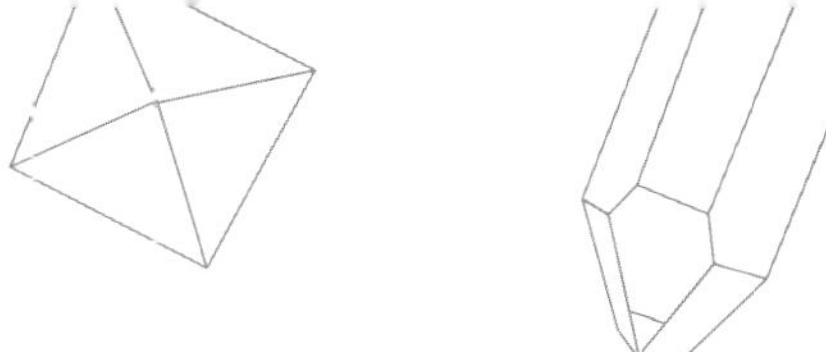

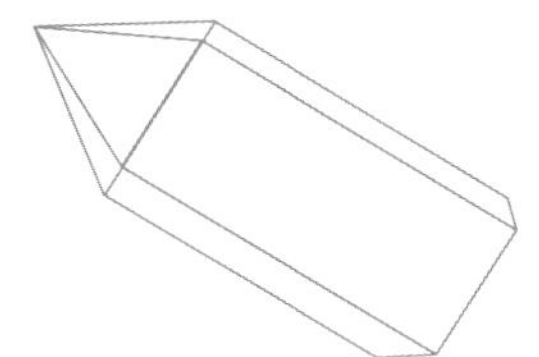

- **GENERATOR** Ein Generatorkristall zeichnet sich durch sechs Facetten aus, die in einem Punkt zusammenlaufen. Die Form gilt als Energieverstärker und fördert die heilenden Eigenschaften des gesamten Steins.
- **KUGEL** Diese Form gibt nach allen Seiten hin gleichmäßig Energie ab und erzeugt so einen stetigen Energiefluss im Raum. Zu Kugeln geschliffene Heilsteine eignen sich besonders für die häusliche Umgebung, die sie mit Energie aufladen und gleichzeitig reinigen.

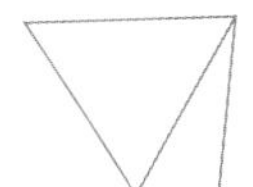

- **PYRAMIDE** Die Pyramidenform zeichnet sich durch vier gleiche Seiten auf einer Basis aus. Bei manchen Steinen kommt sie natürlich vor, die Mehrzahl muss jedoch entsprechend geschliffen werden. Pyramidenkristalle gelten als meditationsvertiefend; sie unterstützen positive Absichten und verstärken die Wirkung von Affirmationen.
- **CLUSTER** Auch Cluster wirken energieverstärkend; sie bestehen aus mehreren Spitzen, die einer gemeinsamen Basis entspringen. Sie strahlen Energie nach außen aus und reinigen dabei gleichzeitig ihre Umgebung.
- **GEODE** Geoden sind hohle, höhlenartige Steine mit zahlreichen kleineren Einlagerungen. Ebenso wie der Cluster verstärkt auch die Geode die Energie des jeweiligen Steins, während sie sie gleichzeitig abmildert; auf diese Weise wird die Energie langsamer freigesetzt.

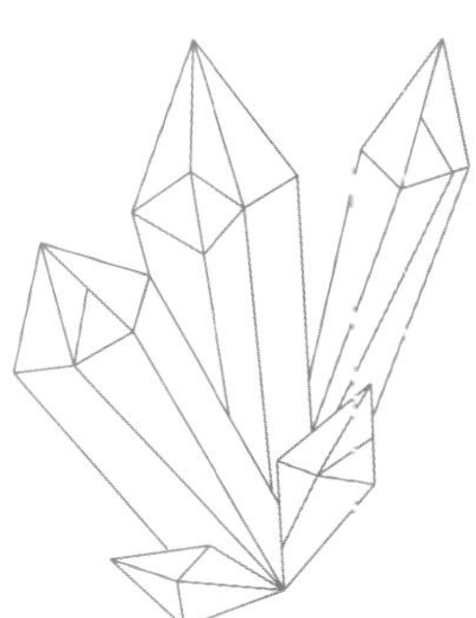

- **STAB** Diese Form kommt meist nicht natürlich vor, der Stein muss entsprechend geschliffen werden. Häufig ist er an beiden Enden abgerundet und bei Massagetherapeuten sowie Reflexologen besonders beliebt. Es gibt die Stabform aber auch an beiden Enden zugespitzt, wodurch sie den Energiefluss stärker lenkt.
- **TROMMELSTEIN** Trommelsteine sind in der Regel klein und poliert. Sie eignen sich insbesondere zum Legen von Steinen, bei der Meditation, für die Herstellung von Elixieren und für andere grundlegende Heilpraktiken. Durch ihre handliche Größe und Haltbarkeit sind sie auch als Steine zum Tragen ausgesprochen beliebt.

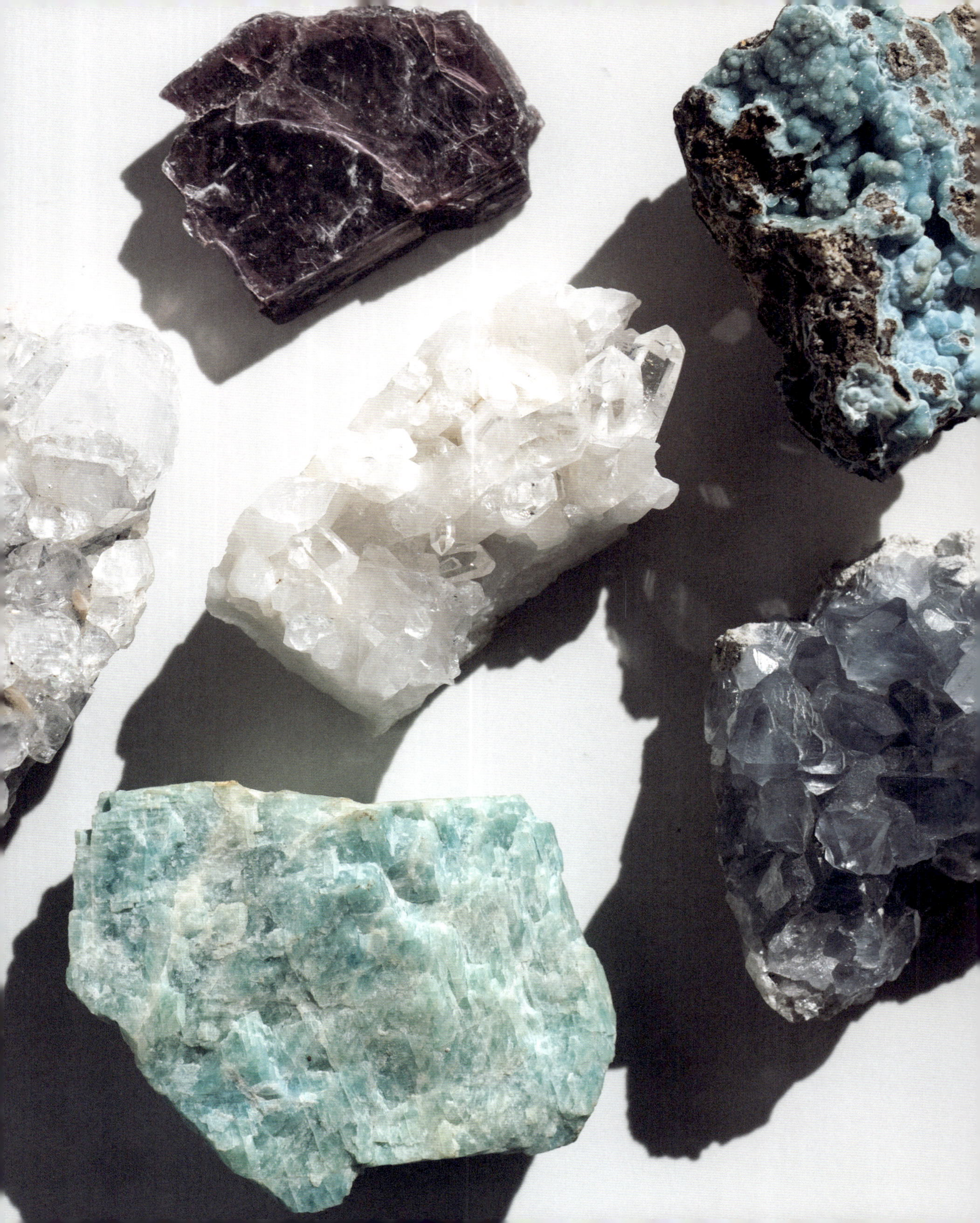

Die Pflege der Steine

Die Pflege der Steine ist relativ einfach, doch beugen einige diesbezügliche Tipps eventuellen Unfällen vor – beispielsweise dem, dass sich Ihr Coelestin in Wasser auflöst, wenn Sie ihn zu reinigen versuchen. Zur Pflege der Steine gehört auch das Wiederaufladen, damit sie ihre heilende Energie nicht verlieren, und die richtige Lagerung. Darüber hinaus ist es wichtig, dass Sie die Steine aus nachhaltigen Quellen und fairem Handel beziehen.

Bezugsquellen

Die Heilsteineindustrie erfreut sich rasch wachsender Beliebtheit. Da es mittlerweile so viele Onlineshops und Läden gibt, die Heilsteine anbieten, ist es nicht immer leicht herauszufinden, aus welchen Quellen sie stammen und ob sie den Prinzipien der Nachhaltigkeit und des fairen Handels entsprechen. Die Steine zu sammeln, statt sie wie Grafit, Korund oder Kalkstein aus einem Bergwerk zu gewinnen, ist natürlich die sanftere Methode, und ein Großteil der Heilsteine wird tatsächlich gesammelt, in kleinerem Umfang abgebaut oder fällt als Nebenprodukt der Bergwerksindustrie an. Der groß angelegte, potenziell umweltschädliche Abbau zielt meist auf wertvollere Bodenschätze wie Gold oder Kupfer ab. Dennoch sollte sich der Kunde so gut wie möglich informieren, um so zum Beispiel die Bedingungen für die Arbeiter nicht unwissentlich zu verschlechtern.

Auf dem Weg zum Endkunden wandern die Steine zudem durch zahlreiche Hände. Gibt der Anbieter darüber nicht freiwillig Auskunft, sind Misstrauen und Vorsicht angebracht. Natürlich ist es schwierig, dies immer bis ins kleinste Detail nachzuverfolgen, doch sollte es der Händler zumindest versuchen und offen darüber sprechen. Wenden Sie sich also immer an den Heilsteineanbieter Ihres Vertrauens, bei dem Sie sicher sein können, dass er sich über die ethischen und die Umwelt betreffenden Auswirkungen seines Geschäfts Gedanken macht.

Reinigung und Wiederaufladen

Da sich in den Steinen negative oder stagnierende Energien ansammeln, ist es notwendig, diese regelmäßig zu reinigen und wieder aufzuladen, vor allem Steine, die zu Heilzwecken benutzt werden. Dadurch wird die natürliche Schwingungsfrequenz des Steins wiederhergestellt.

- **RÄUCHERN** Verbrennen Sie Palo-Santo-Holz oder zünden Sie einen Salbeistab an und reinigen Sie die Energie des Steins in seinem Rauch. Die wirkungsvolle Praxis des Räucherns ist seit Jahrhunderten in Gebrauch; sie klärt negative Energien und verbindet uns mit der spirituellen Welt. Insbesondere Palo-Santo-Holz und Salbei eignen sich für dieses sowie andere Rituale.
- **MOND-/SONNENLICHT** Legen Sie den Stein vom Morgengrauen bis zur Abenddämmerung in die Sonne oder lassen Sie ihn nachts im Licht des Vollmonds liegen. Denken Sie jedoch daran, dass manche Steine wie zum Beispiel der Amethyst in allzu gleißendem Sonnenlicht verblassen. Mondlicht hingegen ist für alle Steine zu empfehlen.
- **WASSER** Halten Sie den Stein einige Minuten lang unter fließendes Wasser. Aber Achtung: Diese Methode der Reinigung eignet sich nicht für empfindliche oder poröse Steine wie den Coelestin.
- **ANDERE STEINE** Man kann die Steine auch mit anderen Steinen reinigen und wieder aufladen. Ich verwende dazu gern den Selenit, der eine wundervoll klärende Energie besitzt. Dazu legen Sie den zu säubernden Stein einfach auf den Selenit – eine Methode, die übrigens auch gut mit Schmuckstücken funktioniert.

Wasserlösliche Steine reinigen

Einige Steine, darunter der Selenit und der Coelestin, sind wasserlöslich. Diese reinigen Sie am besten mit einem trockenen Tuch oder einem Druckluftreiniger. Ätzende Chemikalien eignen sich nicht – damit kann nicht nur die Oberfläche beschädigt werden, sie schaden auch der Energie des Steins.

Aufstellen und Lagerung der Steine

Auf der Suche nach einem geeigneten Platz für Ihren Stein sollten Sie im Hinterkopf behalten, dass manche Steine in grellem Sonnenlicht verblassen. Dazu gehören vor allem Fluorit, Amethyst, Zitrin, Rauchquarz, Rosenquarz, grüner Apophyllit, Coelestin, Aquamarin, Topas und Kunzit. Empfindliche Steine, die leicht zerkratzen oder splittern, können in einem Tuch oder Stoffsäckchen aufbewahrt werden, wenn sie gerade nicht in Gebrauch sind. Das gilt auch für entsprechende Schmucksteine.

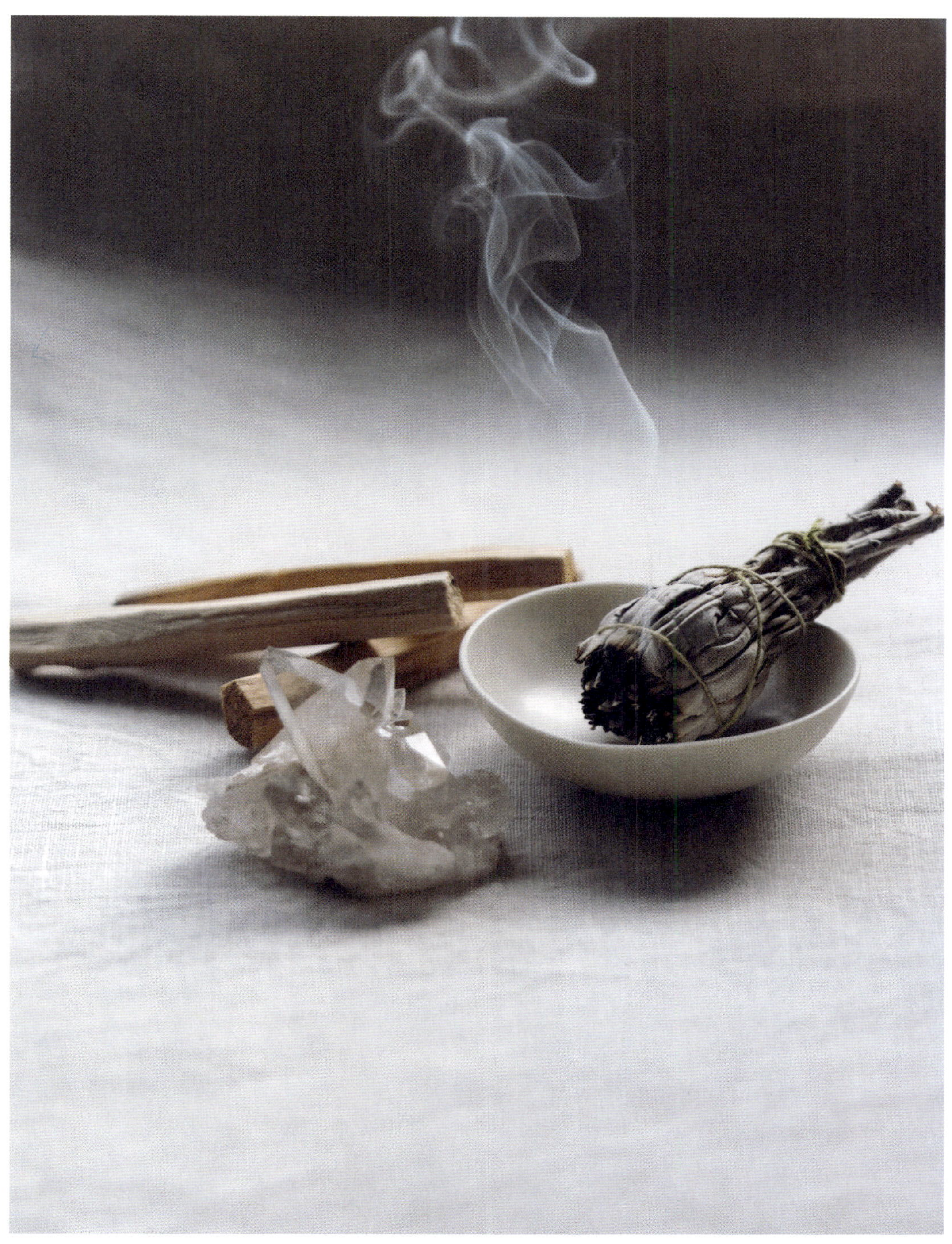

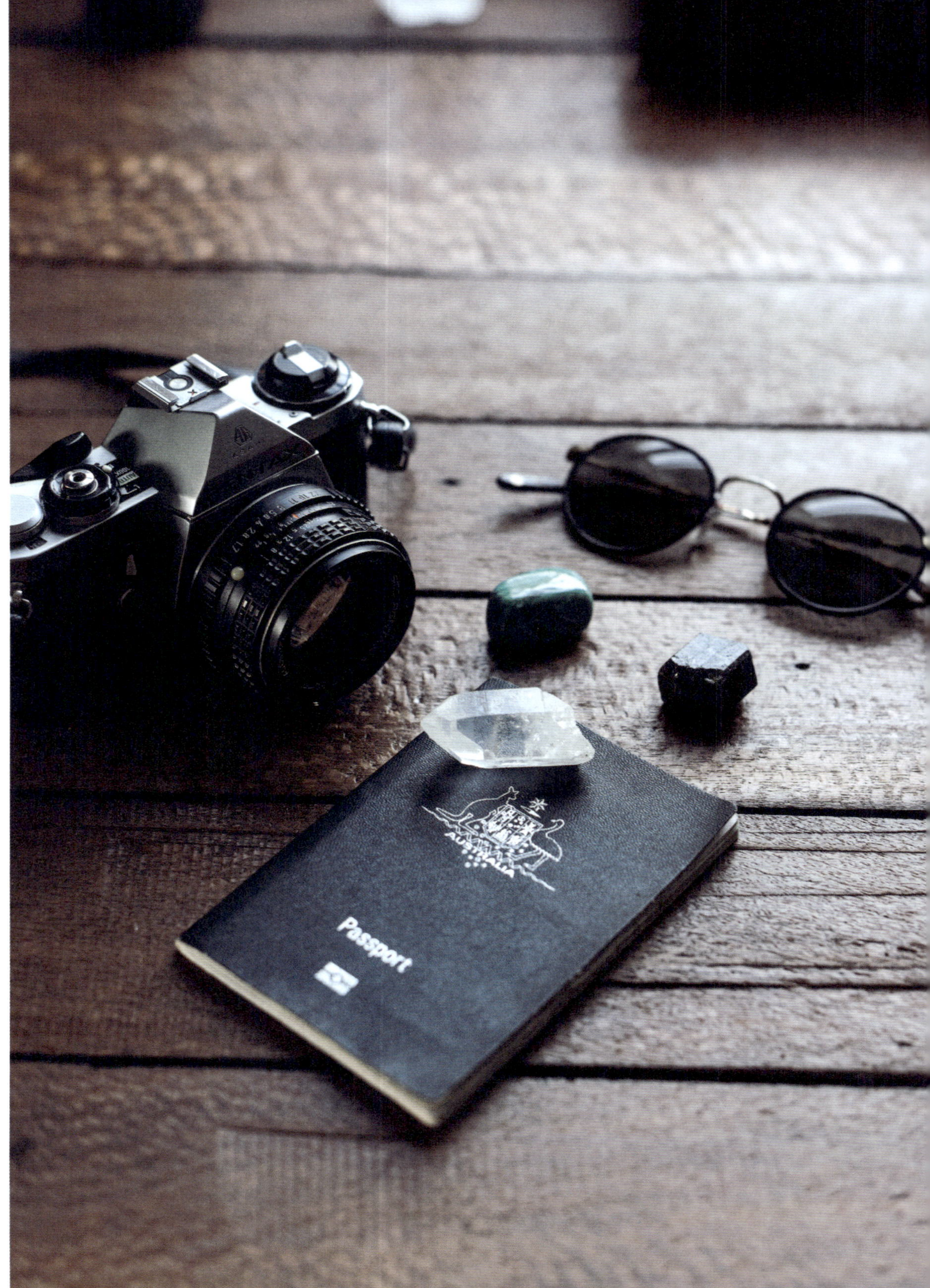
AUSTRALIA
Passport

Mit Heilsteinen reisen

Ob zum Schutz vor Unfällen oder zur Beruhigung bei Flugangst – auch auf Reisen können Heilsteine uns nützliche Dienste erweisen. Häufig sind Reisen beispielsweise mit Müdigkeit und Stress verbunden, und gegen beides sind Heilsteine ausgesprochen wirksam. Wenn Sie einen Schutzstein wie etwa einen schwarzen Turmalin oder einen Rauchquarz in der Tasche tragen, verleiht Ihnen dies ein Gefühl der Sicherheit und Ruhe. Der Hämatit erdet uns und sorgt für Ausgeglichenheit, was sich lindernd auf Reisestress auswirkt.

Trommelsteine eignen sich ideal zur Mitnahme auf Reisen; sie sind in der Regel so klein, dass sie problemlos ins Handgepäck oder in die Jackentasche passen. Auch das Tragen von Heilsteinen als Schmuck bietet sich als Reiseschutz an. Auf diese Weise können Sie sich jederzeit mit der heilenden Energie des Steins verbinden, die Ihre eigene Schwingung sowie die Ihrer Umgebung positiv beeinflussen wird.

Geeignete Heilsteine für die Reise

- Türkis
- Malachit
- Mondstein
- Pyrit
- Karneol
- Schwarzer Turmalin
- Amethyst
- Rauchquarz
- Granat
- Hämatit

Flugangst

Vielen Menschen ist unwohl, wenn sie ein Flugzeug besteigen, manche leiden sogar an panischer Flugangst. Auch dagegen helfen Heilsteine wie beispielsweise der Malachit, ein wirkungsvoller Schutzstein, der beruhigt und Ängste löst, sich aber auch bei Seekrankheit und Schwindel bewährt hat. Erdende Steine wie der schwarze Turmalin oder der Hämatit stabilisieren bei ängstlicher Nervosität.

Schutz vor Unfällen

Pyrit und Türkis können auf Reisen zum Schutz vor Unfällen eingesetzt werden. Karneol und Granat schützen ebenfalls vor Verletzungen, insbesondere beim Autofahren.

TIPP
Einige Tropfen eines Amethystelixiers (siehe Seite 172) unter der Zunge beruhigen die Nerven und mildern Jetlag. Alternativ können Sie auch einen Amethyst in Ihre Wasserflasche geben und in kleinen Schlucken daraus trinken.

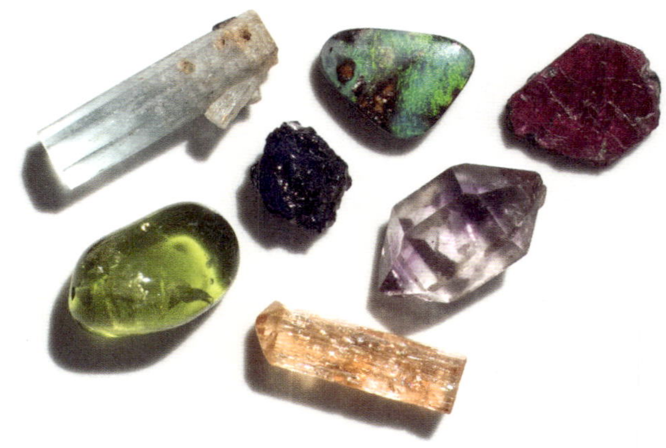

Heilsteine tragen

Seit Tausenden von Jahren verarbeitet man Steine zu Schmuck, sowohl aufgrund ihrer Schönheit als auch aufgrund ihrer Heilqualitäten. Auf diese Weise profitieren Sie besonders stark von der Energie des Steins, vor allem dann, wenn Sie ihn zu einem bestimmten Zweck tragen. Befindet sich der Stein über längere Zeit in Ihrem Energiefeld, unterstützt er Ihre Absichten und trägt dazu bei, dass sich manifestiert, was Sie sich im Leben wünschen.

Wählen Sie den Stein mithilfe Ihrer Intuition. Oft stellt sich heraus, dass der gewählte Stein genau die Energie besitzt, die Sie momentan am meisten brauchen. Eine Halskette aus Rosenquarz beispielsweise lädt die Liebe in Ihr Leben ein, sollten Sie sich gerade auf Partnersuche befinden. Ein Zitrinring oder eine Zitrinhalskette zieht Wohlstand und Erfolg in Ihr Leben.

Noch gesteigert wird die Energie des jeweiligen Steins, wenn Sie ihn über dem Chakra tragen, das in Zusammenhang mit Ihrem derzeitigen Thema steht. Zur Stärkung der Kommunikationsfähigkeiten zum Beispiel empfiehlt sich eine über dem Kehlchakra getragene Aquamarinhalskette.

OBERE REIHE (VON LINKS NACH RECHTS)
Aquamarin, Opal, Rubin
MITTLERE REIHE (VON LINKS NACH RECHTS)
Saphir, Amethyst
UNTERE REIHE (VON LINKS NACH RECHTS)
Peridot, Topas

GEBURTSSTEINE

Die zwölf unten aufgeführten Edelsteine gelten als sogenannte Geburtssteine, die sowohl mit einem bestimmten Monat als auch mit einem Tierkreiszeichen verbunden sind. Darüber hinaus sind ihnen jeweils eine Farbe und spezifische Eigenschaften zugeordnet. Viele Menschen tragen deshalb den Stein als Schmuck, der zu ihrem Geburtsmonat passt. Durch die Zuordnung zu einem Sternzeichen kann es aber durchaus sein, dass Sie zwei Geburtssteine haben. Wählen Sie in diesem Fall den, zu dem Sie sich spontan hingezogen fühlen.

MONAT	STEIN	FARBE	TIERKREISZEICHEN	EIGENSCHAFTEN
Januar	Granat	Rot	Steinbock (22.12.-19.1.)	Loyalität & Reinheit
Februar	Amethyst	Violett	Wassermann (20.1.-18.2.)	Aufrichtigkeit & Frieden
März	Aquamarin	Blaugrün	Fische (19.2.-20.3.)	Mut & Glaube
April	Diamant	Farblos	Widder (21.3.-19.4.)	Balance & Klarheit
Mai	Smaragd	Grün	Stier (20.4.-20.5.)	Glück & Loyalität
Juni	Mondstein	Weiß	Zwillinge (21.5.-20.6.)	Balance & Freude
Juli	Rubin	Rot	Krebs (21.6.-22.7.)	Edelkeit & Schönheit
August	Peridot	Grün	Löwe (23.7.-22.8.)	Liebe & Schutz
September	Saphir	Blau	Jungfrau (23.8.-22.9.)	Weisheit & Wahrheit
Oktober	Opal	Weiß	Waage (23.9.-22.10.)	Zuversicht & Stabilität
November	Topas	Gelb	Skorpion (23.10.-21.11.)	Freundschaft & Stärke
Dezember	Türkis	Blau	Schütze (22.11.-21.12.)	Wohlstand & Erfolg

Heilsteine in der Wohnung

Die Wohnung mit Heilsteinen zu dekorieren ist eine wunderbare Möglichkeit, positive Energien in die unmittelbare Umgebung zu ziehen. Die Steine verstärken die gewünschte Atmosphäre, während sie die Räume gleichzeitig von negativen Energien säubern. Dadurch verströmen die Zimmer Leichtigkeit, Positivität und Reinheit. Im Folgenden finden Sie die wichtigsten Bereiche in der Wohnung oder im Haus, die jeweils dazugehörige optimale Energie und die Heilsteine, die Ihnen helfen, die entsprechende Energie zu erzeugen. Nach dieser ersten Orientierungshilfe sollten Sie bei der Wahl der Steine Ihrer eigenen Intuition folgen.

Überlegen Sie zuerst, was genau der Stein in Ihr Zuhause bringen soll: Wünschen Sie sich vielleicht Fülle? Oder ist es eher eine ruhige Atmosphäre, die Ihr Heim und das Ihrer Familie durchdringen soll? Wenn Sie Ihre Absicht identifiziert haben, können Sie nach den Ratschlägen auf den folgenden Seiten einen Stein, den passenden Aufstellungsort und die Art und Weise der Aufstellung auswählen, die Ihrer Absicht am besten entsprechen. Das größtmögliche Heilpotenzial haben die Steine, wenn Sie die Räumlichkeiten vorher von negativen Energien befreien. Hilfreich ist es auch, die Steine mit Ihrer jeweiligen Absicht zu programmieren.

Die Räumlichkeiten reinigen

Mit der Zeit können sich in unserer häuslichen Umgebung stagnierende und negative Energien ansammeln, sei es nun durch Meinungsverschiedenheiten, schlechte Stimmungen oder Krankheit. Deshalb ist es wichtig, die Räume regelmäßig spirituell zu reinigen; dies sorgt für Ausgeglichenheit und Harmonie und vertreibt unerwünschte Energien. Besonders effektiv sind Räucherungen mit Salbei, Weihrauch oder Palo-Santo-Holz. Ein entsprechendes Ritual finden Sie auf Seite 162.

Die Steine programmieren

Das Programmieren der Steine empfiehlt sich insbesondere dann, wenn Sie eine bestimmte Heilabsicht mit ihnen verfolgen. Reinigen Sie den Stein dafür zunächst (siehe Seite 22). Setzen Sie sich dann an einen ruhigen Ort und halten Sie den Stein einige Augenblicke lang in der Hand. Konzentrieren Sie sich auf das gewünschte Ergebnis, beispielsweise Gesundheit, Liebe, Fülle oder Schutz. Wenn Sie den Stein einem bestimmten Zweck widmen, laden Sie ihn mit Ihrer reinen Intention auf.

Sich auf eine Absicht zu konzentrieren ist der erste, sehr wirksame Schritt auf dem Weg zur Verwirklichung seiner Ziele oder Visionen. Diese Absicht dient als

IM NEUEN ZUHAUSE
Steht bei Ihnen ein Umzug an, können Sie das neue Zuhause vorher mit einem schwarzen Turmalin (siehe Seite 127) vorbereiten. Räuchern Sie die Räume zunächst mit Salbei oder Palo-Santo-Holz und legen Sie dann einen der Steine in jede Ecke des Hauses oder der Wohnung. Sie wirken wie ein Schutzschild. Ein Bergkristall in jedem Zimmer verstärkt dies noch.

innerer Antrieb, sie bringt uns Klarheit und weist uns im Leben die Richtung. Wenn Sie Ihre Absicht für den Tag oder die Woche formulieren, sollten Sie sicherstellen, dass sie positiv ist, etwa: »Ich will Liebe und Glück in mein Leben bringen.« Die Absicht beeinflusst Sie nicht nur mental, sondern auch spirituell – sie hilft Ihnen also nicht nur beim Erreichen Ihrer Ziele, sie verschafft Ihnen auch mehr Selbsterkenntnis und Dankbarkeit für Ihr tägliches Leben.

Heilsteine aufstellen

Sie können die Steine auf vielerlei Arten in Ihr Zuhause einbinden. Wie Pflanzen bringen auch sie ein Stück Natur in unsere unmittelbare Umgebung. Durch die verschiedenen Möglichkeiten, die für Sie sowohl ästhetisch ansprechend als auch praktisch sind, können Sie mit den Energien und der Atmosphäre der Räume experimentieren. Unten finden Sie einige meiner Lieblingsideen zum Aufstellen der Steine, auf den folgenden Seiten widmen wir uns dann den einzelnen Zimmern.

- In einer kleinen Schale aus beispielsweise Rosenquarz kommen Schmuckstücke oder andere kleine Gegenstände besonders gut zur Geltung. Im Bad können Sie zum Beispiel ein Seifenschälchen aus Rosenquarz oder einem anderen Stein aufstellen.
- Stellen Sie Quarzspitzen oder -cluster an Orte, die regelmäßig von der Sonne beschienen werden. Das erzeugt manchmal wunderschöne Regenbogen und damit eine besonders positive Atmosphäre.
- Buchstützen aus größeren Heilsteinen beleben die Bücherecke und sorgen dafür, dass sich zum Beispiel im Büro keine stagnierenden Energien ansammeln.
- In Kombination mit Zimmerpflanzen sorgen Heilsteine zu Hause oder am Arbeitsplatz für ein besonders frisches und erdverbundenes Ambiente. Sie können den Stein auch direkt zur Pflanze in den Topf legen, dann wird sie prächtig gedeihen. Grüne Steine wie der Aventurin, der Malachit und der Moosachat eignen sich wunderbar für Garten und Zimmerpflanzen, zusammen mit Bergkristall verstärken sie die heilenden Energien an diesen Orten noch.

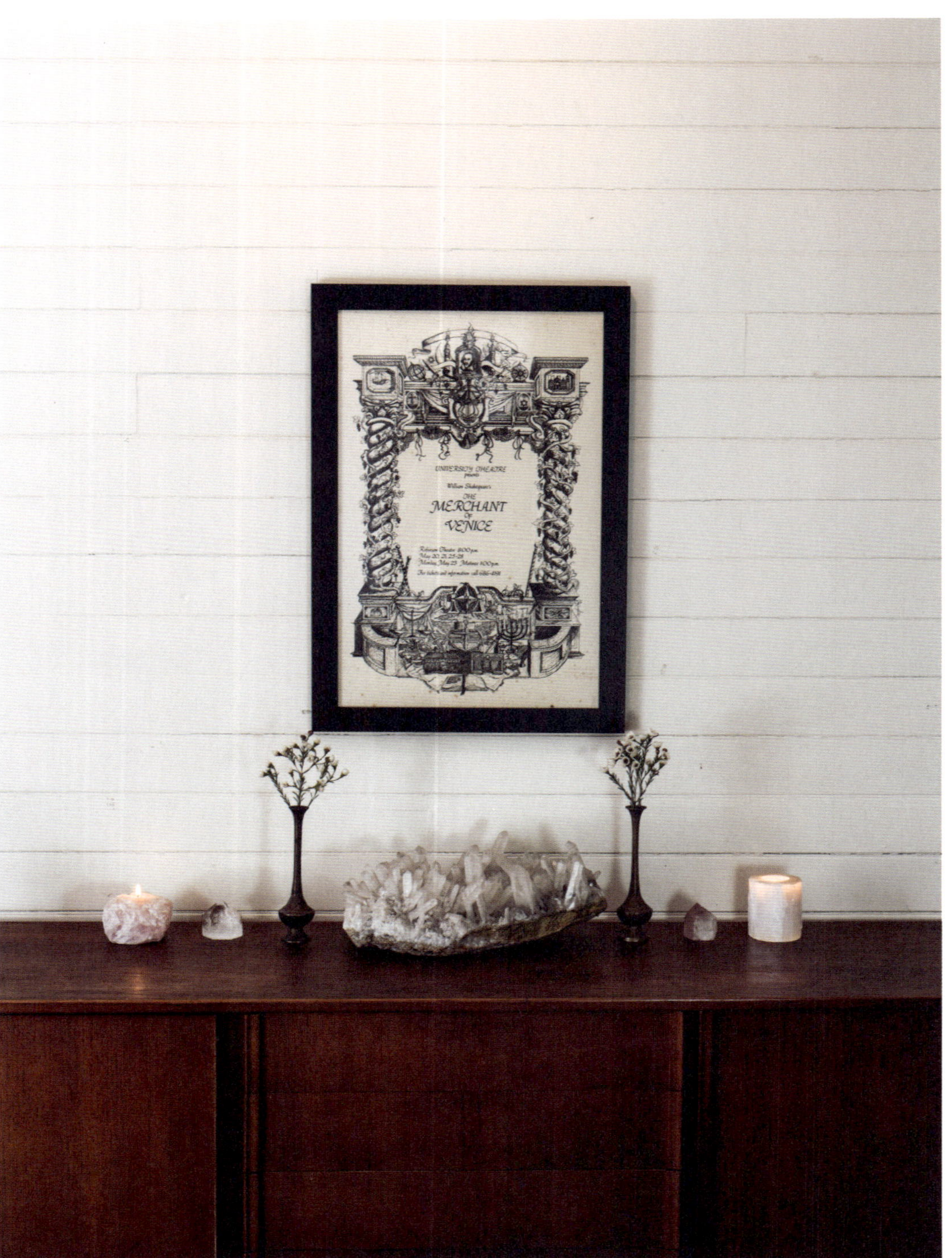
UNIVERSITY THEATRE
THE
MERCHANT
OF
VENICE

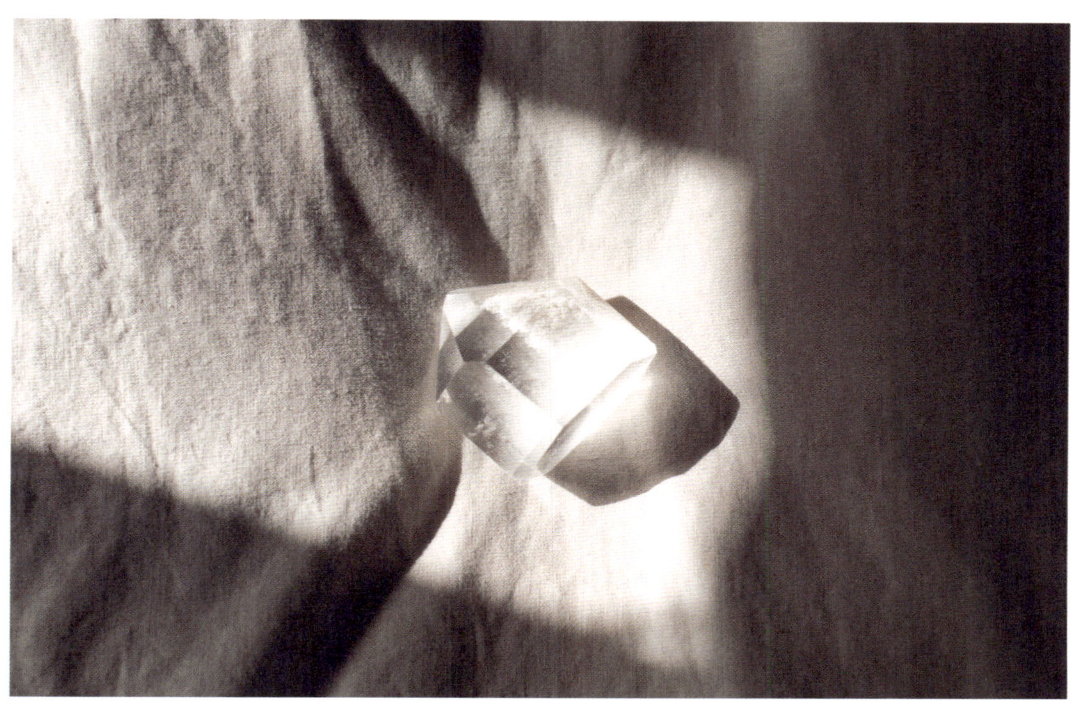

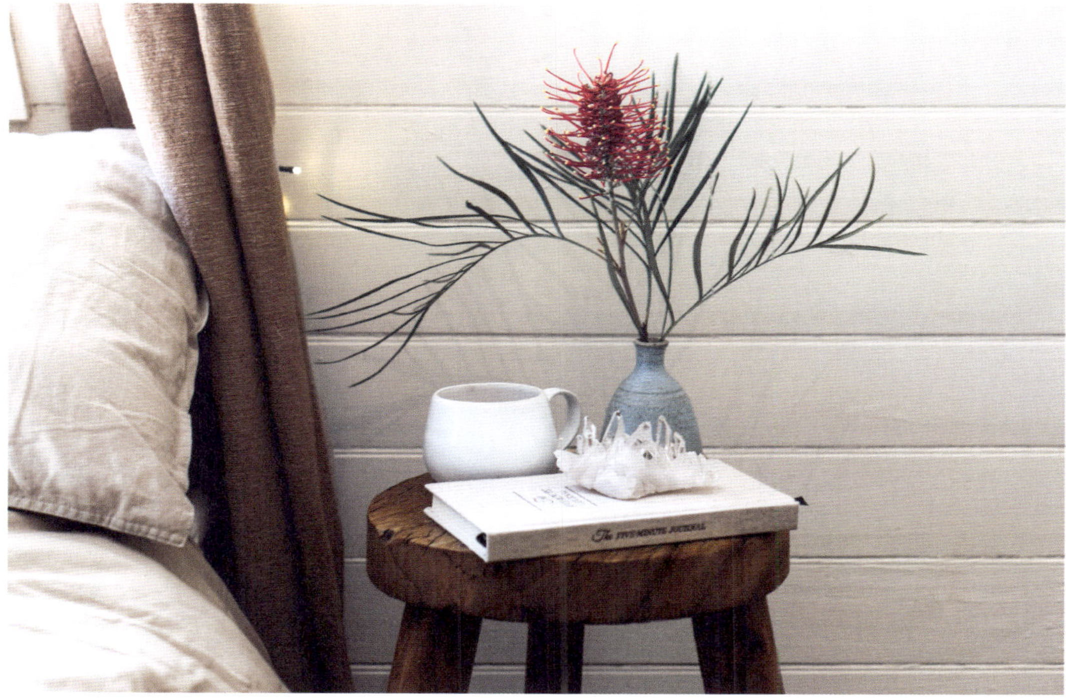

Das Prinzip des Feng Shui

Die alte chinesische Kunst des Feng Shui reicht mehr als drei Jahrtausende zurück. Das Prinzip basiert auf dem Konzept der Lebensenergie Chi. Sie durchdringt unser Zuhause und unsere Umgebung und beeinflusst uns in emotionaler, körperlicher und spiritueller Hinsicht. Folgt man den Grundsätzen des Feng Shui, erzeugt man eine ausgewogene und harmonische Atmosphäre in den Räumlichkeiten, und Yin und Yang, die weibliche und die männliche Energie, können frei fließen.

Ausgezeichnet verträgt sich das Feng Shui mit dem Aufstellen von Heilsteinen. Bestimmte Steine in bestimmten Bereichen des Hauses fördern die harmonische und ausgeglichene Stimmung und sorgen für emotionales, physisches und spirituelles Wohlbefinden.

Das Feng Shui Bagua ist eine Art Energiekarte, mit der ein Wohn- oder Arbeitsbereich in verschiedene Zonen eingeteilt wird und mit der man den Fluss der Energie in einem Raum bestimmen kann. Zeichnen Sie dafür zunächst einen groben Grundriss Ihrer Wohnung oder Ihres Arbeitsplatzes und legen Sie die Bagua-Karte anschließend so darüber, dass das untere Ende der Karte mit der Wand übereinstimmt, in der sich der Haupteingang befindet.

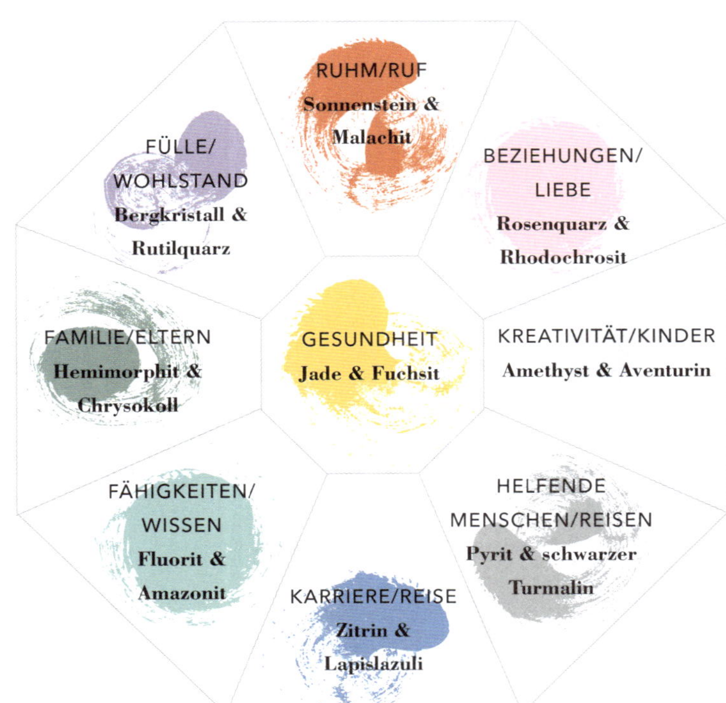

MIT HEILSTEINEN LEBEN

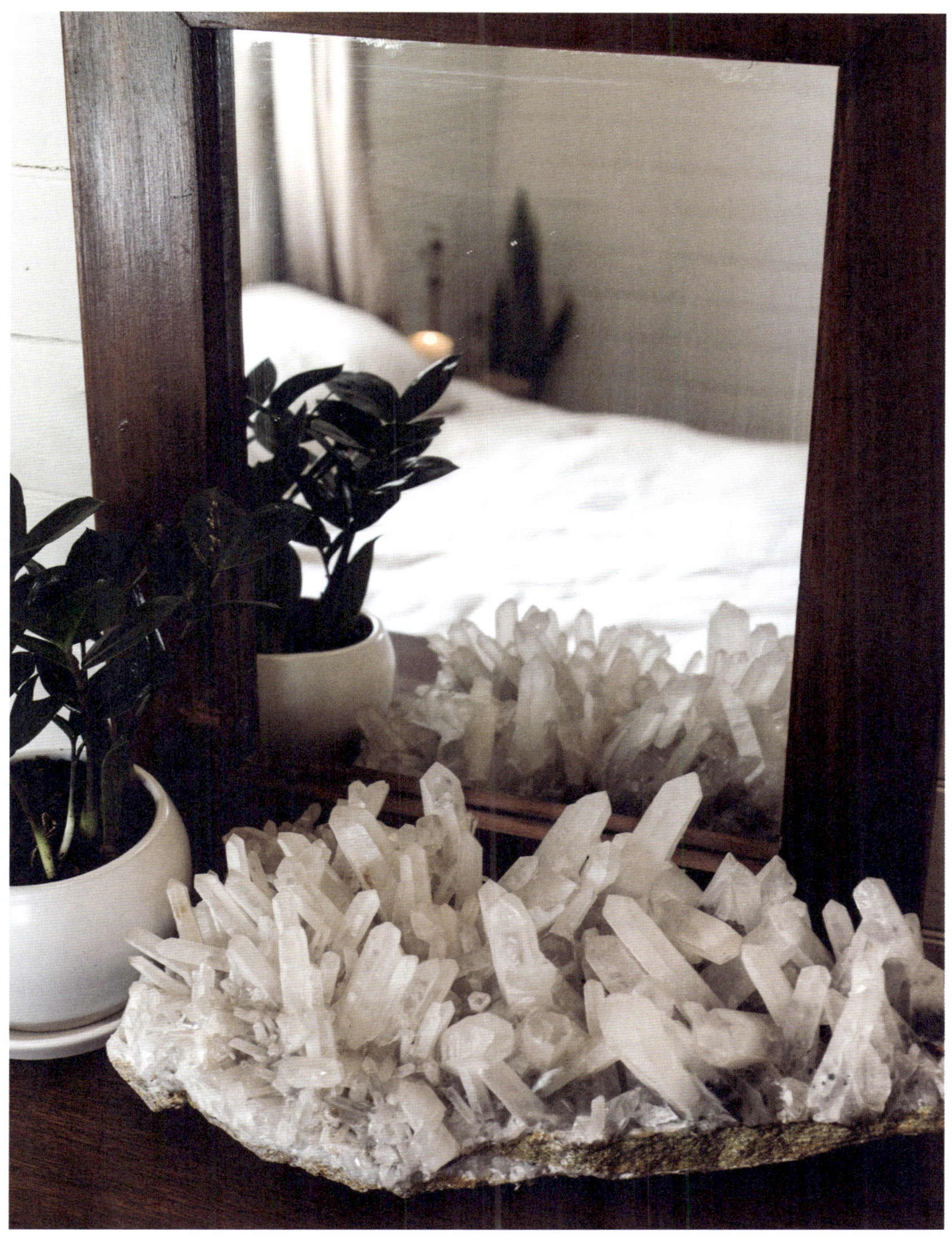

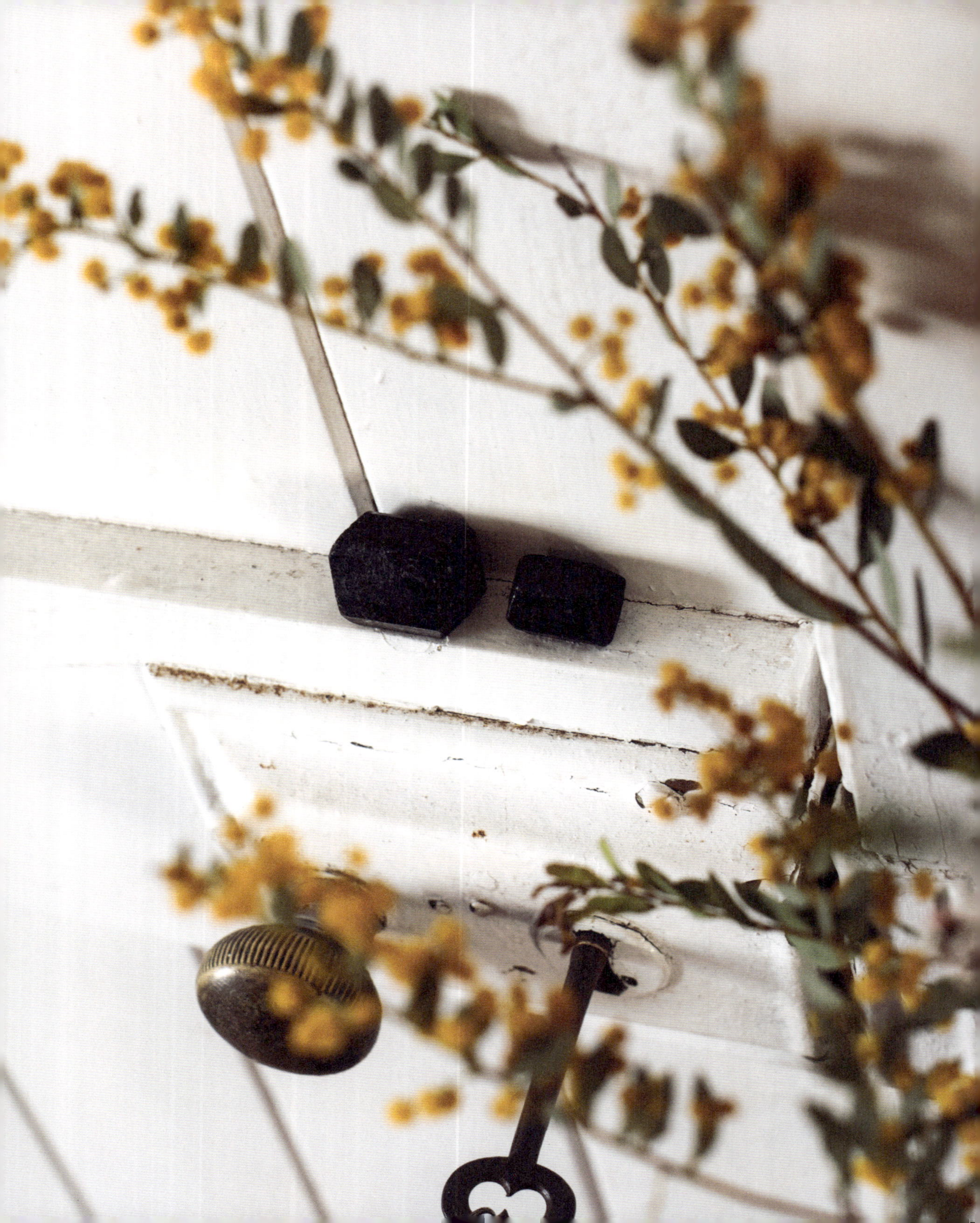

TIPP
Damit sich der Flur offen und einladend anfühlt, können Sie einen Salbeistab in eine Schale in der Nähe des Eingangs legen. Er reinigt den Bereich und befreit ihn von stagnierenden Energien.

Eingangsbereich und Flur

Der Eingangsbereich eines Hauses oder einer Wohnung sollte von Energie durchdrungen sein, die ein Gefühl von Sicherheit und Wärme vermittelt. Er markiert den Beginn des persönlichen Bereichs und sollte deshalb die Persönlichkeit des Bewohners widerspiegeln und gleichzeitig Gäste auf das Herzlichste willkommen heißen. Zudem sollten Eingang und Flur als Ort des Kommens und Gehens, an dem sich die Energie anderer Menschen ansammeln kann, regelmäßig gereinigt werden.

Passende Heilsteine

- Schwarzer Turmalin
- Obsidian
- Zitrin
- Hämatit
- Selenit

Schwarzer Turmalin, Hämatit und Obsidian halten Negativität aus diesem Wohnbereich fern; platzieren Sie sie als Symbol des Schutzes und der Geborgenheit zum Beispiel über der Eingangstür. Der wunderschöne Zitrin zieht Wärme, Glück und Zufriedenheit an und sorgt speziell im Flur für Positivität und Fülle. Ein Selenit auf dem Fensterbrett und in der Türöffnung errichtet eine Art Schutzbarriere vor negativen Energien, während er gleichzeitig Licht und Helligkeit anzieht.

TIPP
Für zusätzliche Frische in der Küche sorgt ein Raumspray aus einem Bergkristallaufguss (siehe Seite 173), dem Sie des Dufts wegen einige Tropfen eines ätherischen Öls zugeben können.

Küche

Nicht zu Unrecht nennt man die Küche oft das Herzstück des Hauses, denn hier versammeln sich Familie und Freunde, um zu essen, zu reden und sich auszutauschen. In modernen Haushalten ist die Küche mittlerweile ein Multifunktionsbereich, in dem nicht nur gekocht, gegessen und getrunken wird, sondern in dem auch Hausaufgaben gemacht werden oder man gemeinsam fernsieht. In diesem geselligen Mittelpunkt wünscht man sich die nährende Energie von Liebe, Gesundheit und Freundschaft, weshalb Steine, die eine offene Kommunikation und liebevolle Beziehungen fördern, besonders wirksam sind.

Passende Heilsteine

- Hemimorphit
- Rutilquarz
- Bergkristall
- Rosenquarz
- Apophyllit
- Aventurin
- Jade

Grüner Aventurin und Apophyllit laden die positiven Schwingungen von Glück, Frieden und Wohlbefinden ein. Legen Sie diese Steine in einen Krug mit Wasser und trinken Sie den ganzen Tag über in kleinen Schlucken davon, dann wird sich ihre Heilkraft bald bemerkbar machen. Rosenquarz oder Hemimorphit auf dem Fensterbrett in der Küche und Jade zwischen frischen Kräutern steigern eine gesunde, nährende Atmosphäre in diesem Raum, während Rutilquarz mit seiner reinigenden Kraft die Energie hell und klar hält.

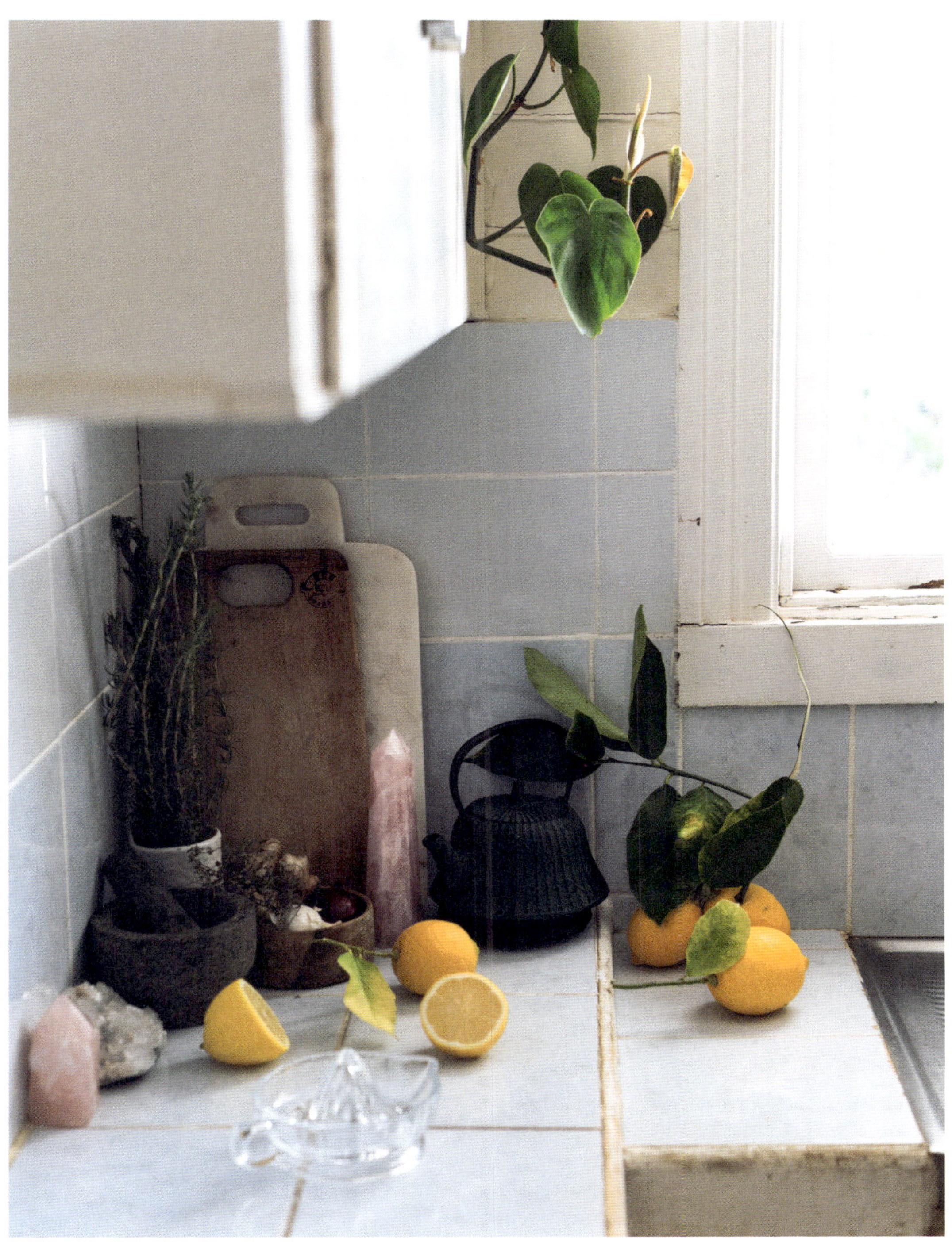

> **TIPP**
> Kombinieren Sie die Heilsteine im Wohnzimmer mit Topfpflanzen. Gemeinsam erzeugen sie eine Atmosphäre der Harmonie, der Ausgeglichenheit, des Wachstums und der Erneuerung.

Wohnzimmer

Traditionellerweise ist das Wohnzimmer ein Ort der Wärme und Entspannung. Da sich dort ständig verschiedene Energien kreuzen, ist es wichtig, dass der Raum regelmäßig spirituell gereinigt wird. Heilsteine im Wohnzimmer können die Konversation anregen und die Gemütlichkeit fördern, wodurch sie meist mit dem Herz- und dem Kehlchakra in Verbindung stehen. Außerdem machen sie sich dort – etwa auf dem Couchtisch oder im Regal – besonders dekorativ, und vor allem Cluster aus Rohsteinen sehen nicht nur wunderschön aus, sondern verstärken auch den Energiefluss im Raum.

Passende Heilsteine

- Hemimorphit
- Lodolith
- Apophyllit
- Aventurin
- Rosenquarz
- Bergkristall
- Amethyst

Apophyllit und Bergkristall besitzen äußerst wirksame reinigende Eigenschaften und schützen einen Raum vor negativen Energien. Ein Bergkristallcluster in der Nähe der Zimmermitte, etwa auf dem Couchtisch, strahlt Positivität aus und belebt den Ort.

Hemimorphit, Lodolith und Aventurin helfen beim Aufbau gesunder Beziehungen, Amethyst und Rosenquarz erzeugen eine friedvolle und harmonische Atmosphäre. Im Regal oder auf einem kleinen Beistelltisch unterstützen sie eine offene Kommunikation und bringen Harmonie und Glück ins Zuhause. Verstärken können Sie die heilenden Energien dieser Steine noch, indem Sie aus ihnen ein Muster (siehe Seite 174) legen.

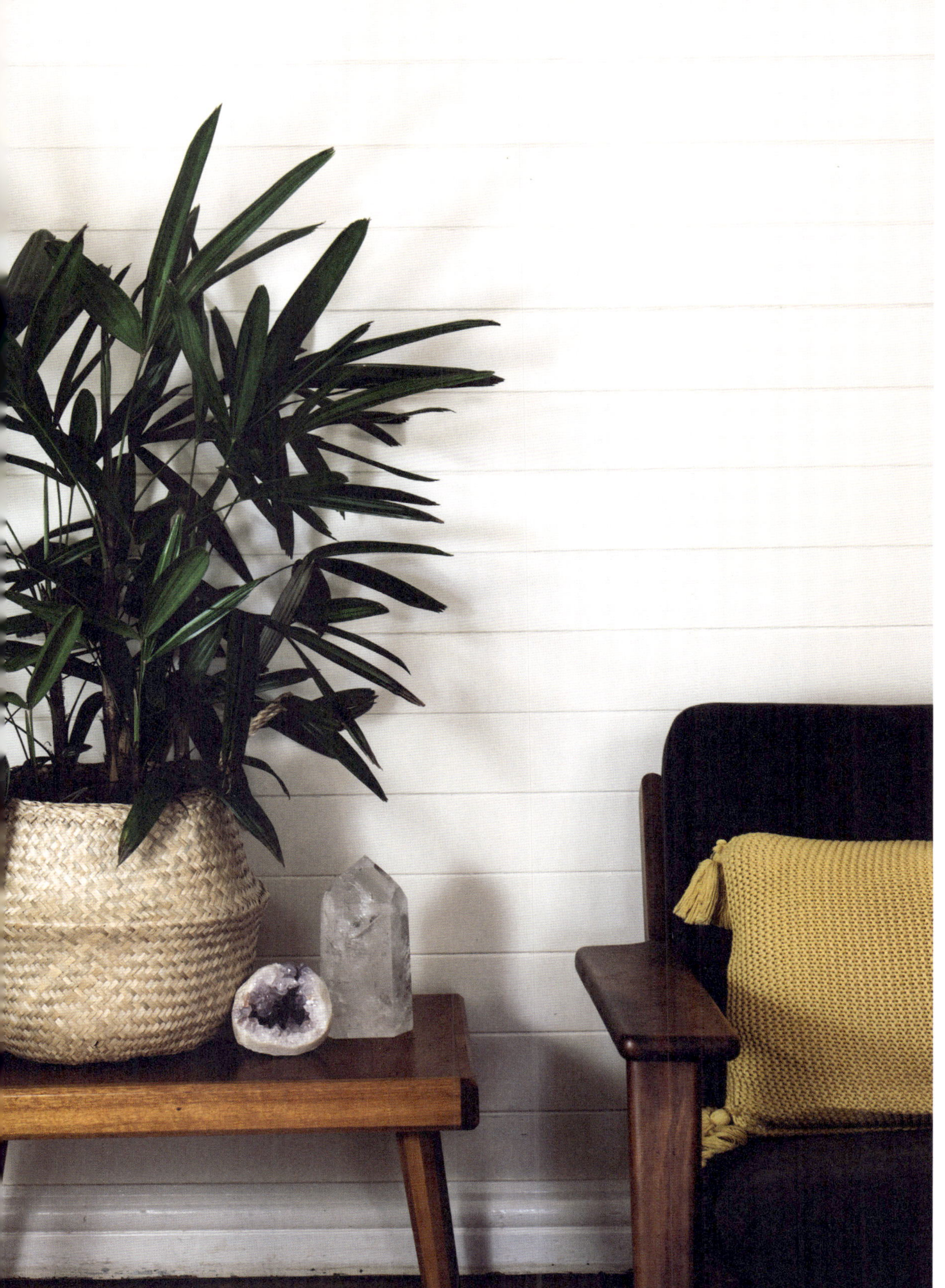

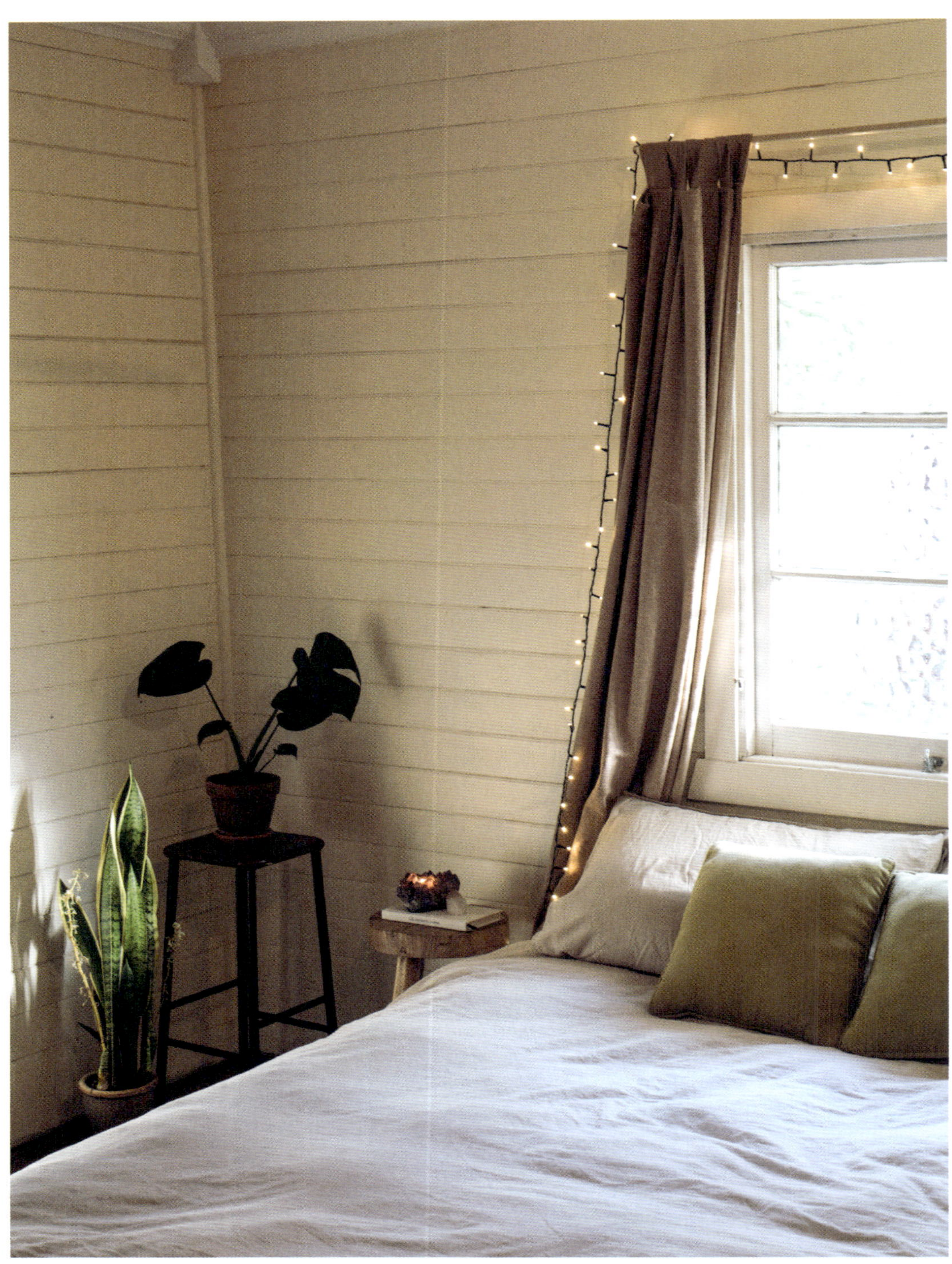

Schlafzimmer

Das Schlafzimmer ist Ihr ganz privater Rückzugsort, an dem Sie ruhen und sich erholen können. Es gibt Heilsteine, die eine besonders beruhigende Schwingung besitzen und so einen tiefen, erholsamen Schlaf fördern. Allerdings ist hier weniger mehr: Zu viele Heilsteine in diesem Zimmer erzeugen widerstreitende Energien. Doch richtig und wohldosiert eingesetzt sorgen sie für Frieden sowie für ein Gefühl der Geborgenheit und der Entspannung. Unterstützen Sie die Steine, indem Sie elektronische Geräte wie zum Beispiel Smartphone oder Tablet aus dem Schlafzimmer verbannen; nur dann können Geist und Körper vollständig zur Ruhe kommen.

Passende Heilsteine

- Rosenquarz
- Angelith
- Danburit
- Kyanit
- Amethyst
- Coelestin
- Skolezit
- Mondstein
- Howlith
- Lepidolith
- Jade
- Fluorit
- Bergkristal

Beruhigende Steine wie Amethyst, Coelestin, Angelith, Howlith und Skolezit sind die perfekten »Schlafzimmersteine«. Eine Howlithkugel neben dem Bett spendet dem gesamten Raum eine helle, leichte, friedliche Energie. Wenn Sie vor dem Schlafengehen oft unruhig und gestresst sind, hilft Ihnen das Halten dieses Steins, Ihren Geist zu entspannen. Auch eine Schmuckschale aus Rosenquarz macht sich zauberhaft auf dem Nachttisch; zudem fördert der Stein Liebe und Frieden, ebenso wie beispielsweise ein Kerzenhalter aus Amethyst.

Bei Schlaflosigkeit hilft es, sich einen der folgenden Steine unter das Kopfkissen zu legen: Skolezit, Lepidolith, Angelith, Danburit, Fluorit, Amethyst, Howlith oder Mondstein. Dafür eignen sich Trommelsteine am besten. Auf gleiche Weise angewandt begünstigen Jade, Kyanit und Amethyst hellsichtige Träume.

TIPP
Legen Sie Lepidolith, Amethyst und Bergkristall unter Ihrem Bett zu einem Muster (siehe Seite 174). Dies fördert einen tiefen, erholsamen Schlaf.

Kinderzimmer

Das Kinderzimmer sollte von der Energie der Wärme und Sicherheit geprägt sein und Frieden sowie Zufriedenheit ausstrahlen. Entsprechende Heilsteine schaffen eine nährende und tröstliche Atmosphäre für Kinder jeden Alters. Achten Sie jedoch darauf, dass die Steine so groß sind, dass sie von kleinen Kindern nicht versehentlich geschluckt werden können. Ebenso zu vermeiden sind toxische Steine wie Malachit, Amazonit, Vanadinit, Lapislazuli, Tigerauge und Pyrit. Bewahren Sie diese Steine stets außerhalb der Reichweite von Kindern auf.

Passende Heilsteine

- Kunzit
- Schwarzer Turmalin
- Mondstein
- Onyx
- Obsidian
- Rosenquarz
- Fuchsit
- Amethyst

Viele Kinder fühlen sich von den leuchtenden Farben und unterschiedlichen Formen der Heilsteine angezogen. Gestatten Sie es ihnen möglichst früh, sich ihre Heilsteine selbst zu wählen, damit sie die Energien der verschiedenen Steine auch selbst entdecken können. Binden Sie die Steine zum Beispiel in spielerische Aktivitäten ein, basteln Sie Schmuck aus ihnen oder schaffen Sie kleine Kunstwerke. Für Babys, die zahnen, bieten sich leichte Halsketten aus Bernstein an.

Mondstein, Kunzit und Fuchsit eignen sich vor allem für kleinere Kinder und Babys, da ihre nährende Schwingung den Schlaf fördert. Eine Amethystgeode in einer Ecke des Kinderzimmers verströmt Ruhe im ganzen Raum – perfekt für hyperaktive Kleinkinder. Bei älteren Kindern und Teenagern hat ein schwarzer Turmalin oder ein Obsidian in jeder Ecke des Zimmers einen erdenden, stabilisierenden Effekt, während diese Steine zugleich vor negativer Energie schützen.

Amethyst und Onyx bewahren die Kinder vor Albträumen: Legen Sie sie ihnen auf den Nachttisch oder in einem kleinen Stoffsäckchen unter das Bett oder das Kopfkissen. Sie können auch ein Muster aus diesen Steinen legen (siehe Seite 174).

TIPP
Ein Amethyst oder ein Rosenquarz, der in einem kleinen Stoffsäckchen unter dem Bett oder dem Kopfkissen Ihres Kindes liegt, schenkt ihm in der Nacht Frieden, Liebe und Trost.

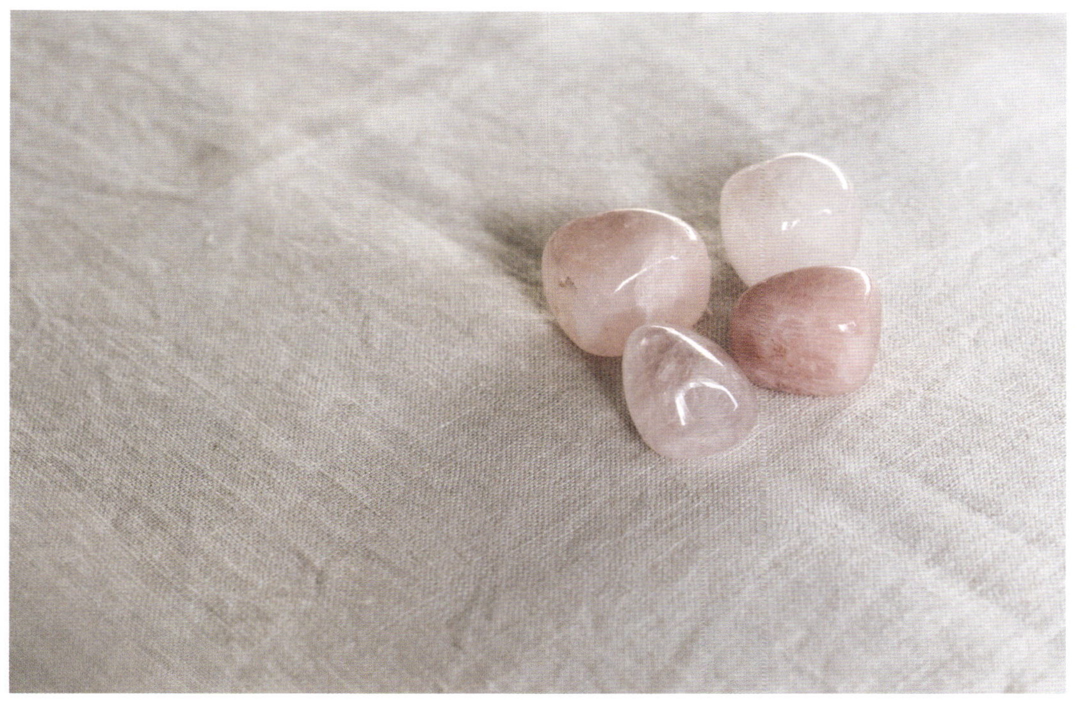

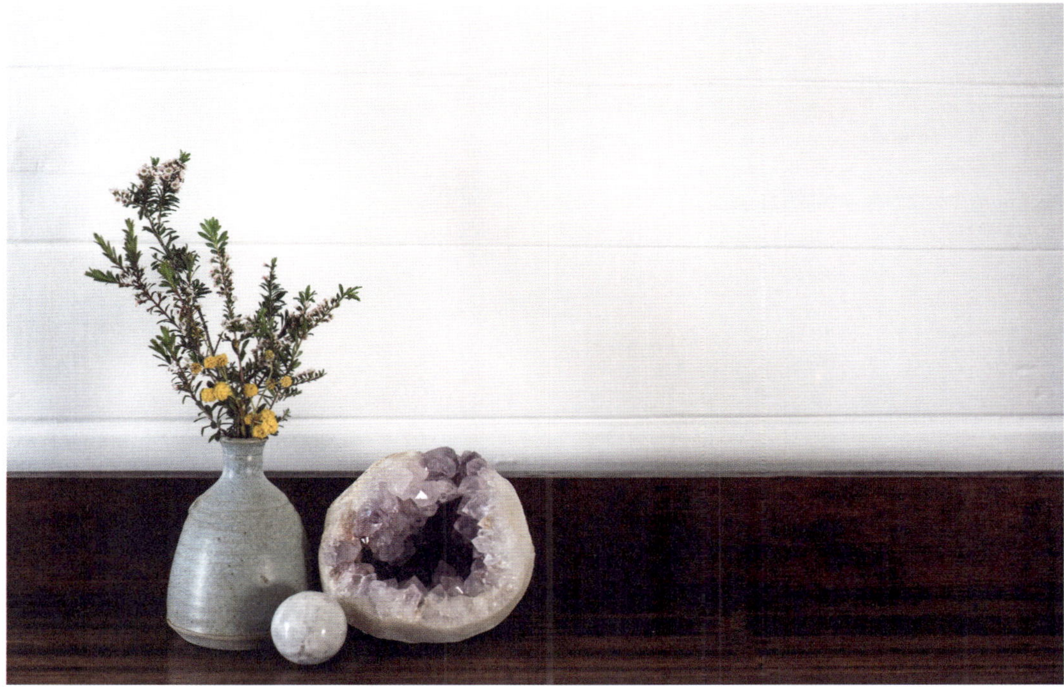

Badezimmer

In diesem Bereich des Hauses oder der Wohnung geht es um Verjüngung und Reinigung sowie darum, neu zu Kräften zu kommen. Auch hier bilden Heilsteine, etwa zusammen mit Kerzen, wunderbare Dekorationsgegenstände, die Ihnen gleichzeitig klärende Energie schenken.

Passende Heilsteine

- Chrysopras
- Blauer Spitzenachat
- Shungit
- Aquamarin
- Rosenquarz
- Bergkristall
- Jade
- Amethyst

Ein reinigender Heilstein wie ein Cluster aus Bergkristall versorgt den Raum mit erfrischender Energie. Chrysopras und blauer Spitzenachat energetisieren Wasser, während sie gleichzeitig beruhigen, und eignen sich somit perfekt für Waschbecken und Dusche. Ein wirkungsvoll stresslinderndes Zubettgehritual besteht darin, bei der Abendtoilette einen Amethyst mit ins Bad zu nehmen und einige Tropfen ätherisches Lavendelöl auf der Haut zu verreiben. Auch Shungit ist für seine wasserreinigenden und den Körper entgiftenden Eigenschaften bekannt; legen Sie ihn sich ins Badewasser, damit Sie voll und ganz von seinen Jungbrunnenqualitäten profitieren.

TIPP
Machen Sie Heilsteine zu einem Teil Ihrer Schönheitsrituale. Aquamarin und Rosenquarz sind als Anti-Aging-Mittel bekannt und sorgen als Gesichtswasser in einem Zerstäuber für eine klare und jugendliche Haut (siehe Seite 173). Ein Gesichtsmassageroller aus Jade oder Rosenquarz beschert Ihnen eine zarte Haut und einen strahlenden Teint (siehe Seite 168).

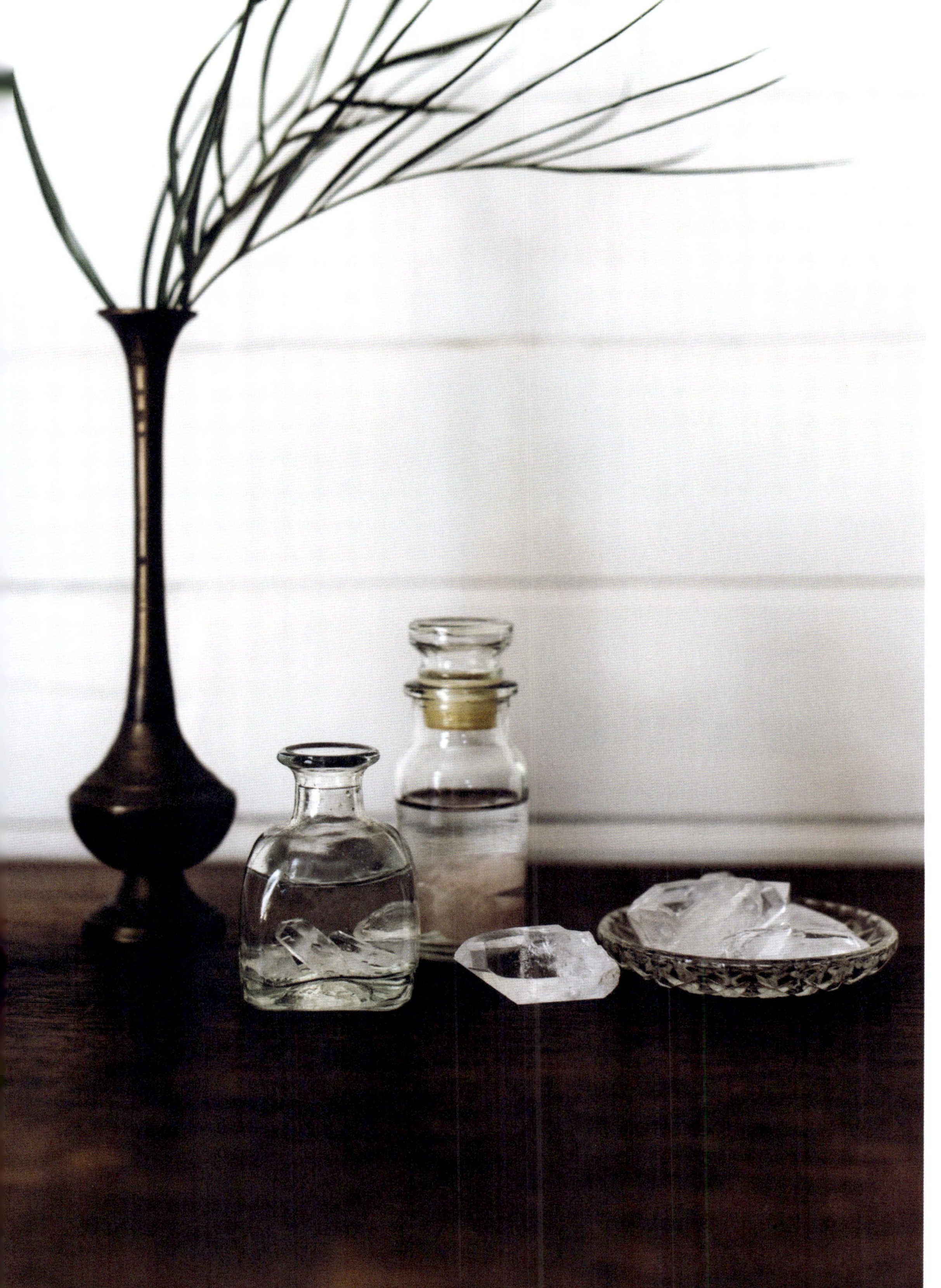

Arbeitszimmer

An unserem Arbeitsplatz wünschen wir uns eine Atmosphäre der Inspiration und Motivation. An diesem Ort steigern die entsprechenden Heilsteine unsere Energie und Kreativität, während sie gleichzeitig für eine stressfreie Umgebung sorgen.
In unserem Arbeitsumfeld wird uns heute einiges abverlangt, doch steht uns eine Reihe von Heilsteinen zur Verfügung, die uns helfen, den verschiedensten Anforderungen gerecht zu werden.

Passende Heilsteine

- Türkis
- Amazonit
- Zitrin
- Fluorit
- Karneol
- Jaspis
- Vanadinit
- Schwarzer Turmalin
- Aventurin
- Malachit
- Tigerauge
- Pyrit
- Rauchquarz
- Sodalith
- Hämatit
- Shungit

Zitrin ist als Heilstein der Fülle, des Wohlstands und des Erfolgs bekannt, weshalb er sich besonders gut fürs Büro eignet. Eine Fluoritspitze in einer Schale in der Nähe des Computers steigert Produktivität, Konzentrationsfähigkeit und Organisationstalent und hilft Schülern und Studenten beim Lernen. Nehmen Sie einen Trommelstein zur Hand, wann immer Sie eine Pause brauchen und nachdenken müssen. Ein Rauchquarzcluster auf dem Schreibtisch absorbiert negative Energie und fördert Stabilität, Konzentration und geistige Klarheit.

Wenn Sie einen kommunikationsfördernden Stein suchen, eignet sich ein mit dem Kehlchakra verbundener, etwa ein Amazonit, ein Sodalith oder ein Türkis. Macht ein bevorstehendes Meeting Sie nervös, steigern Karneol, Jaspis, Pyrit und Tigerauge Ihr Selbstvertrauen, und wenn Sie einen dieser Steine auf Ihren Schreibtisch legen, schenkt er Ihnen Energie, Kreativität und Motivation.

Schutz vor Elektrosmog

Wer mit Computern, Smartphones oder anderen elektronischen Geräten arbeitet, ist ständig Elektrosmog ausgesetzt. Doch auch davor können Heilsteine schützen. Tragen Sie einen abschirmenden Stein wie einen Hämatit, einen Pyrit oder einen Shungit am Körper oder legen Sie ihn sich auf den Schreibtisch; er neutralisiert sanft die Auswirkungen elektromagnetischer Felder auf unseren Körper. Der Malachit absorbiert ebenfalls alle möglichen Arten von Umweltgiften und schützt am Computer vor schädlicher Strahlung. Das gilt in ähnlicher Weise für die folgenden Steine: Fluorit, Aventurin, schwarzer Turmalin, Vanadinit und Sodalith.

Achtung: Hochmagnetische Steine wie der Magnetit und der Hämatit können bei bestimmten elektronischen Geräten Fehlfunktionen verursachen, wenn sie zu nah an diesen liegen.

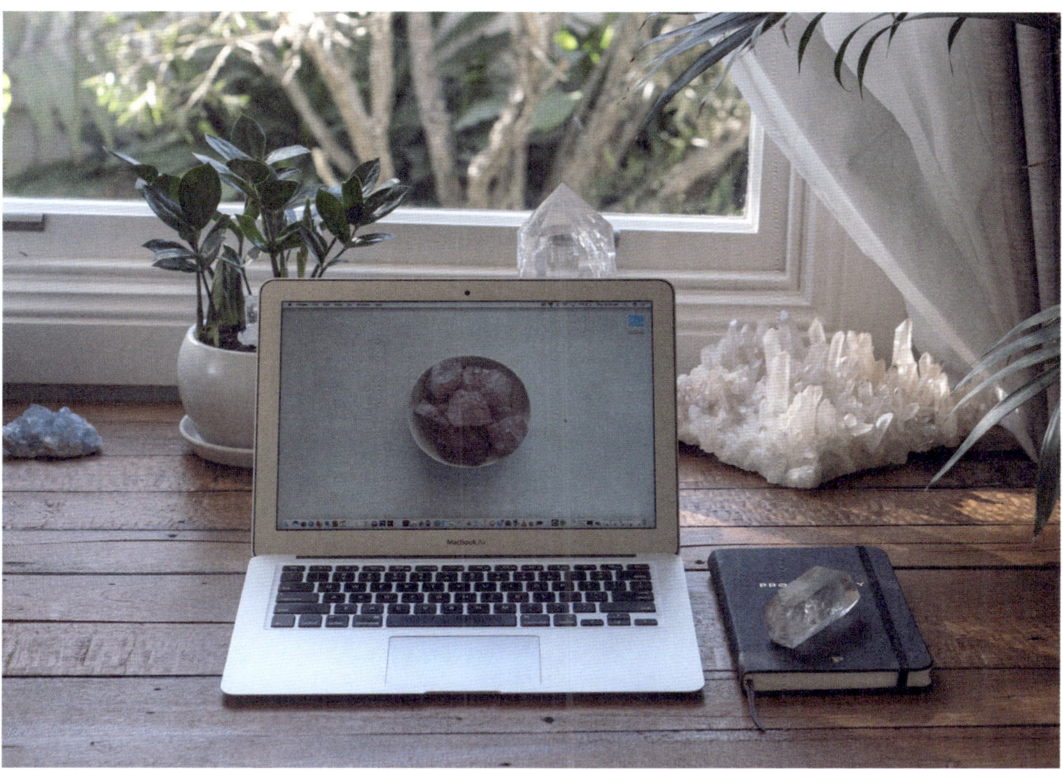

KAPITEL 2

DIE HEILSTEINE

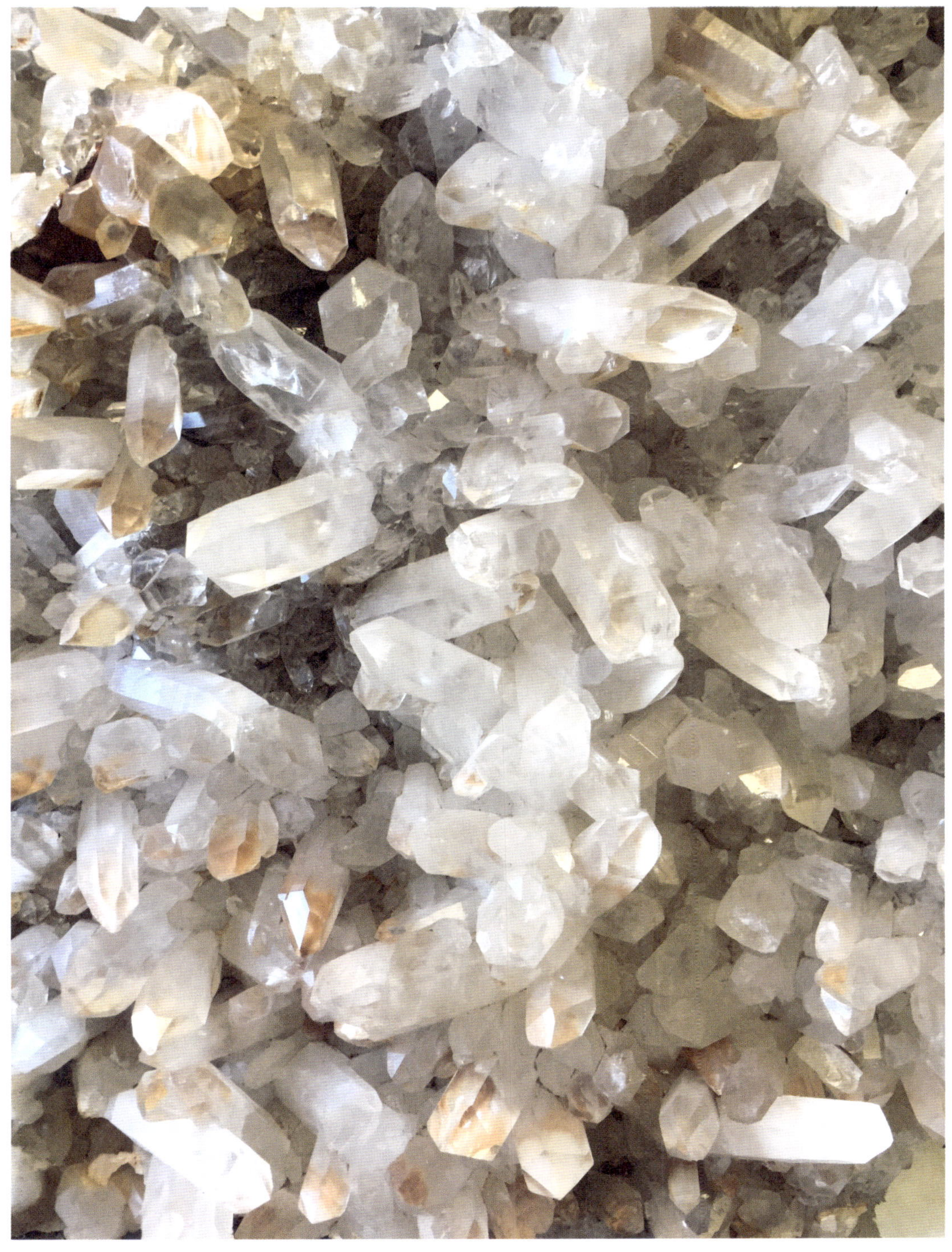

TIPP Gemeinsam mit anderen Steinen zu einem Muster gelegt (siehe Seite 174) bringt Rutilquarz Fülle und Freude ins Leben.

KOMBINIERBAR MIT In Kombination mit dem Zitrin (siehe Seite 55) zieht Rutilquarz Glück und Erfolg an.

Rutilquarz Fülle

Rutilquarz verstärkt Absichten und Wünsche und ist deshalb einer der effektivsten Heilsteine, wenn es darum geht, Fülle und Wohlstand anzuziehen. Darüber hinaus besitzt er reinigende Eigenschaften und hilft so beim Vertreiben negativer oder stagnierender Energien.

FÜHRT ZU/UNTERSTÜTZT

- Fülle
- Wandlungsprozesse
- Innere Stärke
- Wunscherfüllung
- Wohlstand

FARBE UND ENTSTEHUNG

Unter Rutilquarz versteht man eine Quarzvarietät mit Einschlüssen von mineralischen Rutilnadeln. Letztere sind im Allgemeinen weniger als 1 Millimeter dick und ziehen sich in ganz geraden Linien von einem Ende des Steins zum anderen.

VORKOMMEN UND GESCHICHTE

Rutilquarz kommt im Grunde genommen überall auf der Welt vor, insbesondere jedoch in Brasilien, Südafrika und Madagaskar. Schon seit alters wurde Rutilquarz vor allem eingesetzt, um die Geisteskraft und die Intuition zu fördern.

ANWENDUNG

Mit seiner erhebenden, spirituellen Schwingung ist der Rutilquarz ein hilfreiches Meditationsinstrument. Er lehrt uns Geduld, erdet uns und öffnet uns für die eigene Spiritualität.

VERWENDUNG IN RÄUMEN

Der Heilstein eignet sich vor allem für gesellige Räume wie die Küche oder das Wohnzimmer. Er verleiht ihnen nicht nur eine hohe und positive Schwingung, sondern klärt die Räume auch und reinigt sie von der Energie der kommenden und gehenden Menschen.

CHAKRAS UND ANWENDUNG AM KÖRPER

Rutilquarz aktiviert das Nabel- oder Solarplexuschakra. Dieses fördert die Selbstwertschätzung und lässt uns zuversichtlich und offen sein. Legen Sie sich den Heilstein auf den Bauch, knapp oberhalb des Nabels; so sorgt er gemeinsam mit dem Nabelchakra für neue Energie, Stabilität und Vitalität.

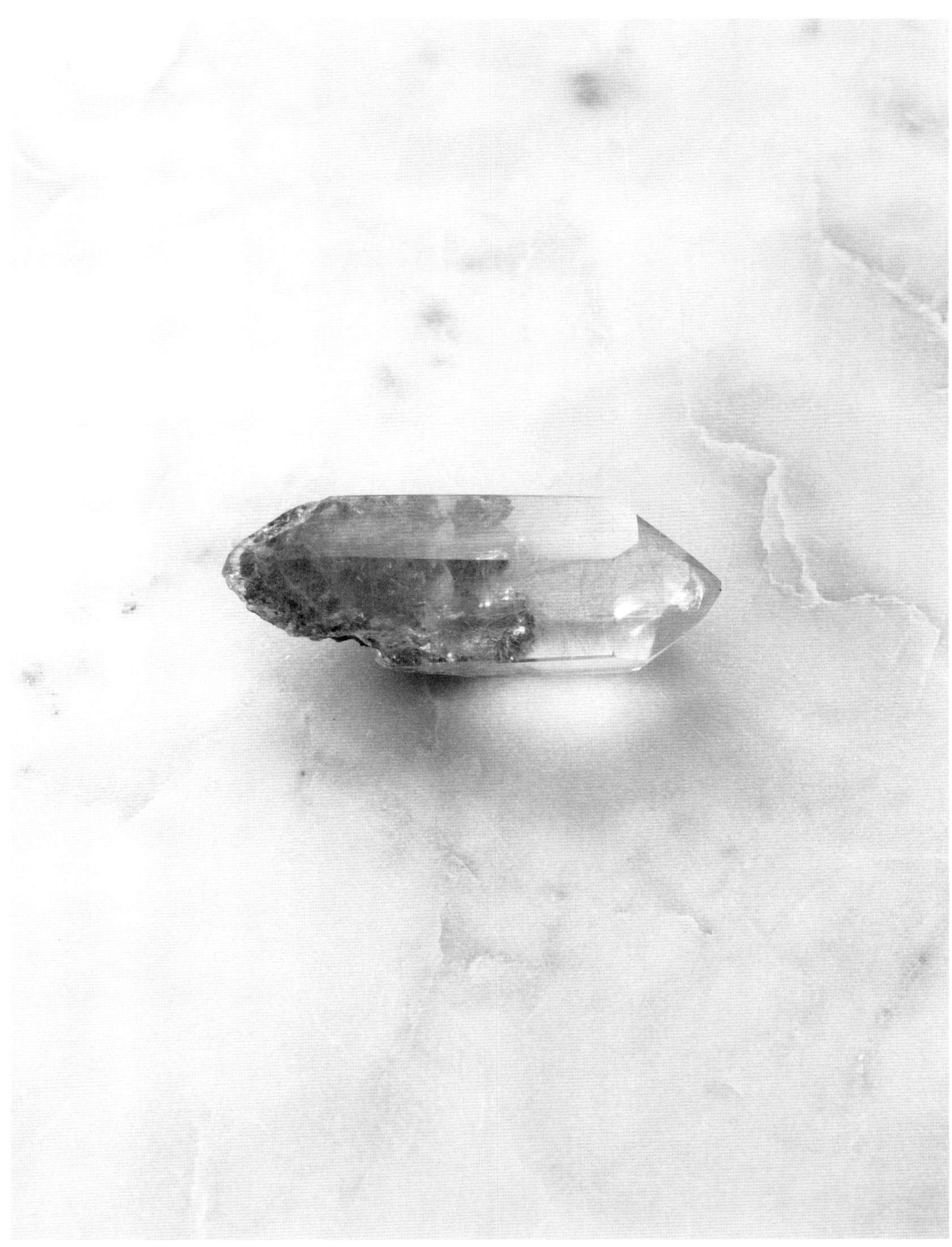

Sonnenstein Optimismus

Der Sonnenstein ist ein leuchtender, energetisierender Heilstein. Er gilt als Stein der Fülle, der uns im Alltag wieder zu Optimismus und Zufriedenheit führt. Er steht symbolisch für die Wärme und Kraft der Sonne und verhilft uns zu innerer Stärke, Kreativität und Lebensfreude.

FÜHRT ZU/UNTERSTÜTZT

- Fülle
- Optimismus
- Zufriedenheit/Glück
- Kreativität
- Vitalität/Lebensfreude

FARBE UND ENTSTEHUNG

Der Sonnenstein zeigt sich als durchsichtiger oder opaker Stein mit schillernden Blitzern. Seine warme Farbe variiert von einem rötlichen Braun zu einem gelblichen Goldton.

VORKOMMEN UND GESCHICHTE

Der Stein findet sich in Kanada, den USA, Norwegen, Griechenland, Indien und Russland. Für die alten Griechen repräsentierte er den Sonnengott Helios; allen, die ihn trugen, brachte der Sonnenstein Glück und materiellen Wohlstand.

ANWENDUNG

Als Halskette getragen lindert der Sonnenstein Stress und zieht Fülle in das Leben. Das natürliche Antidepressivum schützt den Träger des Steins vor negativen Energien.

VERWENDUNG IN RÄUMEN

Am Arbeitsplatz erhöht der wirksame Stein die Produktivität und fördert den Fluss neuer, frischer Ideen. Er steigert die Konzentrationsfähigkeit und energetisiert uns den ganzen Tag über.

CHAKRAS UND ANWENDUNG AM KÖRPER

Der Sonnenstein wird in erster Linie mit dem Wurzel- und dem Sakralchakra assoziiert. Der nährende und erdende Heilstein gibt uns Kraft und erfüllt uns mit Lebensfreude. Ein Sonnenstein über dem Beckenknochen oder an der Basis der Wirbelsäule schenkt neue Energie, Inspiration und Motivation.

TIPP Platzieren Sie den Sonnenstein in der Nähe Ihres Arbeitsplatzes. Dort fördert er die geistige Klarheit und die Motivation.

KOMBINIERBAR MIT Sonnenstein und Karneol (siehe Seite 116) sorgen gemeinsam sehr wirkungsvoll für mehr Energie, Libido und Kreativität.

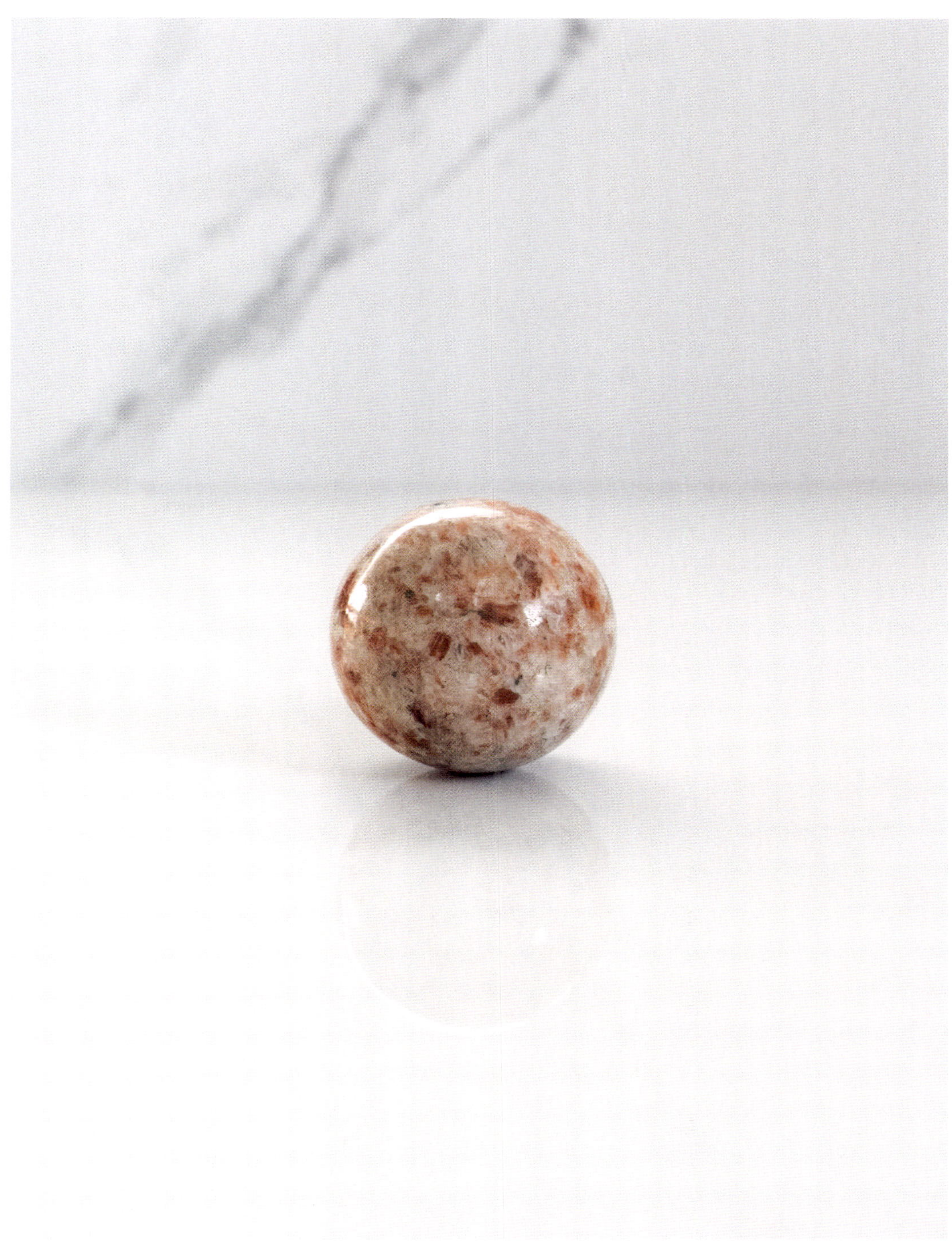

TIPPS Zu einem Muster gelegt (siehe Seite 174) zieht der Pyrit Fülle und Erfolg an.

Platzieren Sie eine Zitrinspitze in der Fülle/Wohlstand-Ecke Ihres Heims (siehe Seite 32), um diese Eigenschaften in Ihr Zuhause und insgesamt in Ihr Leben einzuladen.

Pyrit Vitalität

Auch dieser Stein symbolisiert die Wärme der Sonne und besitzt somit kraftvolle Schwingungen der Stärke, der Vitalität und des Glücks. Er hilft uns bei der Erfüllung unserer Wünsche und bringt Fülle und Wohlstand in alle Bereiche unseres Lebens. Zudem schützt der Pyrit vor negativer Energie, während er gleichzeitig unser körperliches und emotionales Wohlbefinden fördert.

FÜHRT ZU/UNTERSTÜTZT

- Fülle
- Wunscherfüllung
- Wohlstand
- Erfolg
- Vitalität/Lebensfreude

FARBE UND ENTSTEHUNG

Der Pyrit weist oft eine vollkommene kubische oder achtflächige Form sowie einen wunderschönen metallisch goldenen Schimmer auf.

VORKOMMEN UND GESCHICHTE

Der Stein kommt in Kanada, den USA, Peru, Spanien, Großbritannien und Italien vor. Früher wurden ihm magische Kräfte zugeschrieben, die Schamanen Nordamerikas verwendeten ihn in vielen Zeremonien und Ritualen. Die alten Griechen nutzten ihn als Schmuckstein, etwa in Amuletten.

ANWENDUNG

Das Tragen eines Pyrits hebt das Energieniveau und lindert geistige Erschöpfung. Der Heilstein schenkt dem Träger Inspiration und Motivation und zieht Fülle sowie Erfolg an.

VERWENDUNG IN RÄUMEN

Der Stein eignet sich hervorragend für das Büro beziehungsweise den Arbeitsplatz, da er die geistige Klarheit sowie die Konzentrationsfähigkeit fördert, während er gleichzeitig die Schwingung des gesamten Raums anhebt. Der Pyrit sorgt für Leidenschaft und Kreativität am Arbeitsplatz und zieht Erfolg ins Unternehmen.

CHAKRAS UND ANWENDUNG AM KÖRPER

Der Pyrit aktiviert das Nabelchakra und schenkt uns somit innere Kraft, Freude und Zuversicht.

Zitrin Zufriedenheit und Glück

Mit seiner leuchtenden, warmen Energie ist der Zitrin ein Stein des Glücks und des Erfolgs. Am bekanntesten ist er für seine Fähigkeit, Freude, Kreativität und Wohlstand anzuziehen. Darüber hinaus wirkt der Zitrin aber auch klärend und befreit seine Umgebung von negativen Energien.

FÜHRT ZU/UNTERSTÜTZT

- Wärme
- Zufriedenheit/Glück
- Erfolg
- Kreativität
- Fülle

FARBE UND ENTSTEHUNG

Die durchsichtige Quarzvarietät bildet in der Regel Cluster oder einzelne Spitzen. In seiner natürlichen Form weist der Zitrin Erdfarben auf, die von einem zarten Gelb bis zu einem dunklen Braun reichen. Es gibt auch hitzebehandelte Zitrinvarietäten, die durch das künstliche Erhitzen eines Amethysts entstehen und sich durch eine hellorange Farbgebung auszeichnen.

VORKOMMEN UND GESCHICHTE

Natürlich kommt Zitrin vor allem in Brasilien, Südafrika und Madagaskar vor. Im alten Ägypten trug man ihn als Zeichen von Fülle und Reichtum, zudem wurden Waffen mit ihm verziert. Im 17. Jahrhundert schmückte man in Schottland Schwertgriffe mit dem Stein, da man glaubte, er führe den Träger des Schwerts zum Sieg.

ANWENDUNG

Zitrin ist sehr wirkungsvoll, wenn er als Schmuckstein getragen wird. Er strahlt Positivität aus und schützt vor negativer Energie.

VERWENDUNG IN RÄUMEN

Am Arbeitsplatz fördert der Heilstein den Fluss der Energie sowie die Produktivität.

CHAKRAS UND ANWENDUNG AM KÖRPER

Der Zitrin ist ebenfalls dem Nabelchakra zugeordnet. Legt man ihn auf den Bauch knapp oberhalb des Bauchnabels, erfüllt der Heilstein den Wunsch nach Fülle und Glück im Leben.

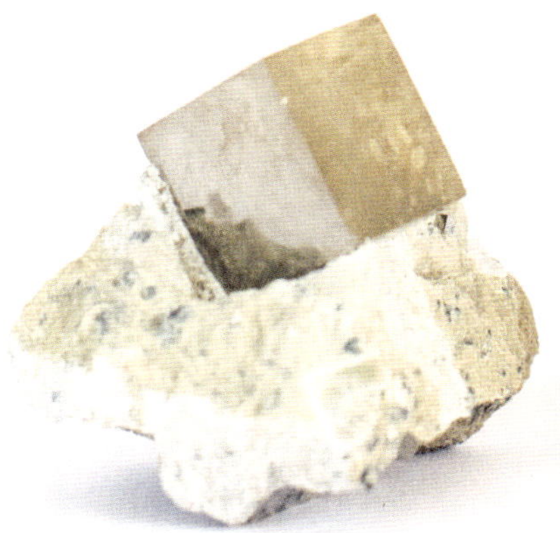

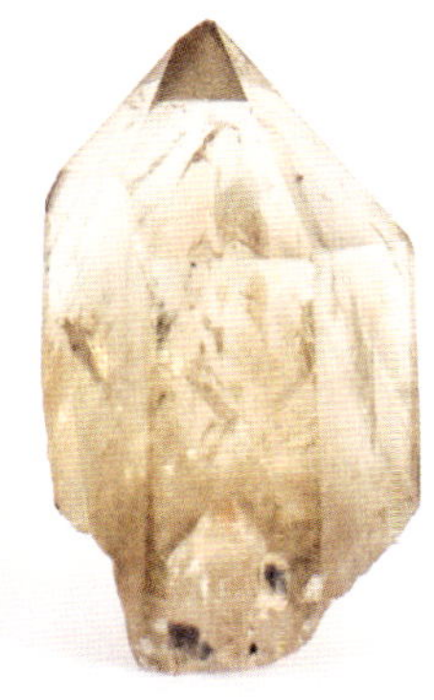

LINKS Pyrit
RECHTS Zitrin

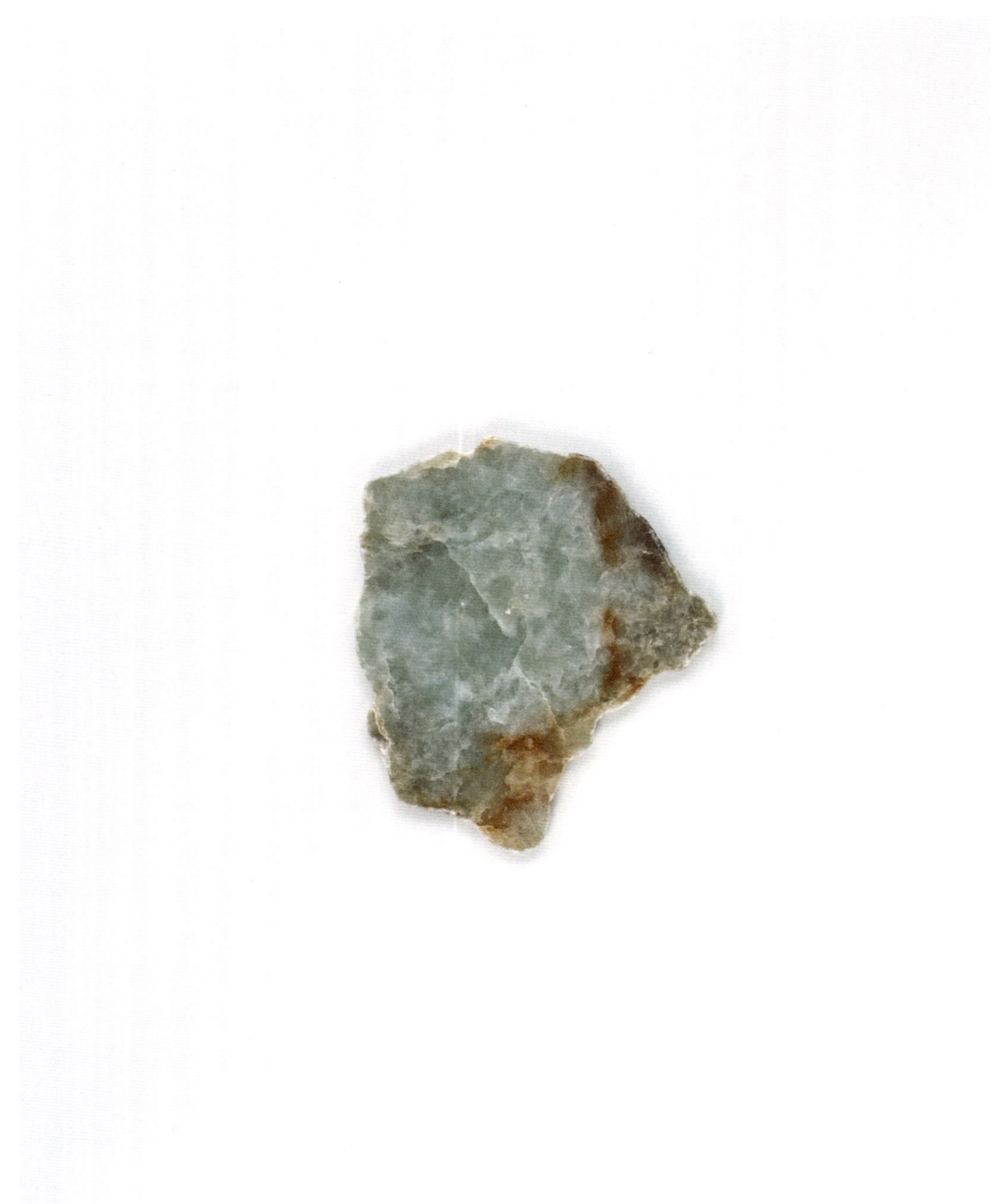

TIPP Jade gilt als »Traumstein«, der das Träumen verstärkt. Wenn Sie ein kleines Stück Jade unter Ihr Kopfkissen legen, verhilft Ihnen dies vielleicht auch zu hellsichtigen Träumen.

KOMBINIERBAR MIT Jade und Türkis (siehe Seite 138) bilden ein wirkmächtiges Duo, das Positivität und Glück anzieht und das allgemeine Wohlbefinden steigert.

Jade Glück

Jade gilt schon seit Langem als Stein der Fülle, des Glücks und des Reichtums. Seine Energie regt den Fluss neuer Ideen an und verhilft so zu Erfolg und Wohlstand. Darüber hinaus gilt Jade als Stein der ewigen Jugend, der uns Vitalität, Gesundheit und Lebensfreude schenkt.

FÜHRT ZU/UNTERSTÜTZT

- Fülle
- Zufriedenheit
- Glück
- Heilung
- Liebe

FARBE UND ENTSTEHUNG

Jade ist ein opaker, manchmal auch durchsichtiger Stein, der je nach Mineralienzusammensetzung verschiedene Farben annehmen kann. Am bekanntesten sind die grünen Varietäten, es gibt aber auch blaue, gelbe, weiße, rote, braune und schwarze Jadesteine.

VORKOMMEN UND GESCHICHTE

Jade findet sich in vielen Ländern, darunter in Kanada, den USA, Russland, China und Neuseeland. Der Stein wird in zahlreichen Kulturen aufgrund seiner vielfältigen heilenden Eigenschaften geschätzt, insbesondere in China, wo unter anderem Statuen, Schmuck, rituelle Gegenstände und sogar Musikinstrumente aus ihm gefertigt wurden.

ANWENDUNG

Als »Anti-Aging-Stein« eignet sich Jade hervorragend zur Verwendung in Schönheitsritualen. Fahren Sie zum Beispiel mit einem Massageroller aus Jade (siehe Seite 168) über die Haut, um die Durchblutung zu verbessern und Ihrem Teint gesunde Strahlkraft zu verleihen.

VERWENDUNG IN RÄUMEN

Ein Heilstein aus Jade am Arbeitsplatz zieht Fülle, Wohlstand und Glück an.

CHAKRAS UND ANWENDUNG AM KÖRPER

Jade ist in erster Linie mit dem Herzchakra verbunden. Wenn Sie mit einem Jadestein meditieren oder eine Halskette aus Jade tragen, fühlen Sie sich entspannt, offen und ausgeglichen.

TIPP Eine Halskette aus Apatit fördert die Intelligenz und erhöht die Fähigkeit, neue Informationen aufzunehmen.

KOMBINIERBAR MIT Kombinieren Sie Apatit mit Rhodonit (siehe Seite 78), um Ihre natürlichen Fähigkeiten und Talente zu stärken.

Apatit Motivation

Der Wunscherfüllungsstein fördert die Kreativität und das Durchhaltevermögen, das uns zum Erreichen unserer Ziele motiviert. Zudem hilft Apatit bei der Kommunikation und beim Selbstausdruck, während er gleichzeitig das Selbstvertrauen hebt. Darüber hinaus besitzt der Stein auch reinigende Eigenschaften und entfernt stagnierende oder negative Energien aus seiner Umgebung.

FÜHRT ZU/UNTERSTÜTZT

- Wunscherfüllung
- Kreativität
- Motivation
- Kommunikation
- Intuition

FARBE UND ENTSTEHUNG

Der kleine, durchsichtige oder opake Apatit kommt in der Regel in sechseckiger Form vor. Weitverbreitet ist der blaue oder gelbe Apatit, es gibt jedoch auch grüne, weiße, violette und braune Farbvarianten.

VORKOMMEN UND GESCHICHTE

Am häufigsten zu finden ist der Stein in Kanada, den USA, Mexiko, Brasilien und Russland. Der deutsche Geologe A. G. Werner benannte ihn 1786 nach dem griechischen Wort für Täuschung *(apáti),* da man den Apatit oft mit anderen Steinen wie Turmalin oder Beryll verwechselte.

ANWENDUNG

Dieser Stein hilft beim Angehen neuer Projekte sowie allen Menschen, die kreativ arbeiten. Er fördert die Konzentrationsfähigkeit und verschafft neue Einblicke, die wir zur Entfaltung unseres vollen Potenzials brauchen. Bei Zerstreutheit oder Lethargie hilft das Halten eines kleinen Apatits beim Lösen energetischer Blockaden.

VERWENDUNG IN RÄUMEN

Ein Apatit am Arbeitsplatz steigert Produktivität und Motivation. Als Stein der Fülle zieht er Wohlstand und Reichtum an.

CHAKRAS UND ANWENDUNG AM KÖRPER

In erster Linie wird dieser Stein mit dem Stirn- und dem Kehlchakra assoziiert. Er verstärkt die Intuition und bringt Klarheit in Geist und Emotionen, was uns offener und kommunikativer macht.

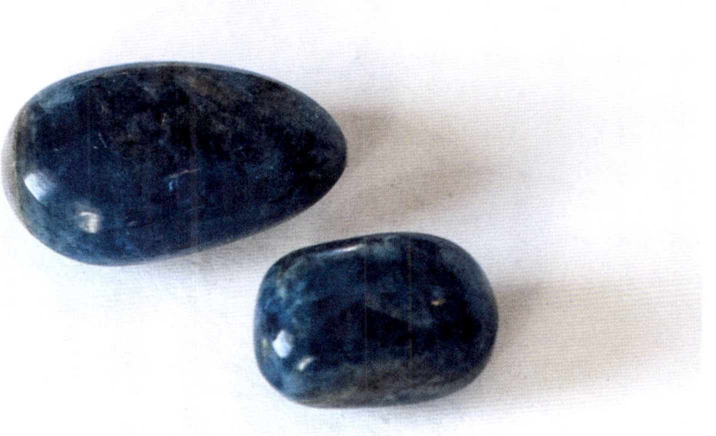

Amazonit Innere Stärke

Mit seiner bezaubernden blaugrünen Färbung und den effektiven heilenden Eigenschaften ist der Amazonit schon seit Hunderten von Jahren ein beliebter Heilstein. Er ist nach dem Amazonas benannt, da er dieselbe beruhigende Wirkung wie dieses mächtige Gewässer aufweist. Die Energie des Steins fördert innere Stärke und Erfolg. Als Wunscherfüllungsstein zieht er zudem Fülle und Reichtum an.

FÜHRT ZU/UNTERSTÜTZT

- Erfolg
- Wohlstand
- Wahrheit
- Mut
- Innere Stärke

FARBE UND ENTSTEHUNG

Der meist opake Stein kommt entweder als Tafelgestein oder in großen Ansammlungen vor; er kann von einem Netz weißer oder grauer Mineralien durchzogen sein. Die leuchtend blaugrüne Färbung weist häufig einen perlmuttartigen, gelbgrünen oder türkisfarbenen Schimmer auf.

VORKOMMEN UND GESCHICHTE

Der Amazonit findet sich überwiegend in Kanada, den USA, Brasilien, Namibia, Madagaskar und Indien. Verwendet wurde er vor allem bei der Herstellung von Statuen und Schmuck. Im alten Ägypten schnitzte man aus ihm kleine Fruchtbarkeits- und Glücksamulette. In Tutanchamuns Grab entdeckte man zahlreiche amazonitbesetzte Juwelen.

ANWENDUNG

Der äußerst effektive Heilstein eignet sich insbesondere für die Anwendung während der Meditation: Durch seine zutiefst beruhigende Wirkung auf den Geist hilft er beim Loslassen negativer Gefühle. Setzen Sie sich bequem hin und halten Sie den Stein eine Zeit lang; er wird Ihre Intentionen verstärken und gleichzeitig die Energie um Sie herum reinigen.

VERWENDUNG IN RÄUMEN

Der Amazonit bietet sich vor allem fürs Büro beziehungsweise für den Arbeitsplatz an. Er fördert den Wohlstand, zieht neue Kunden an und schafft günstige Gelegenheiten. Zudem schützt er vor Reizbarkeit und hält uns den ganzen Tag über konzentriert und ausgeglichen.

CHAKRAS UND ANWENDUNG AM KÖRPER

Mit diesem Heilstein können Sie sowohl das Herz- als auch das Kehlchakra mit Energie aufladen. Der als »Wahrheitsstein« bekannte Amazonit fördert die ehrliche und offene Kommunikation und verhilft uns in allen Bereichen des Lebens zu einem gesunden Selbstausdruck.

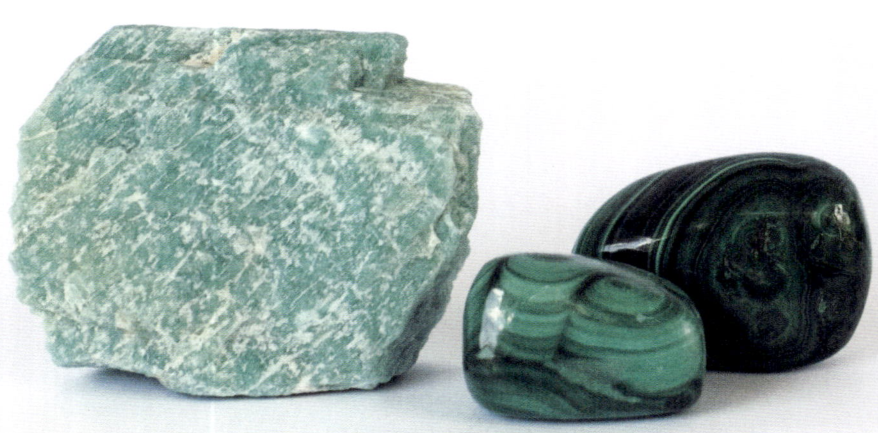

Malachit Persönliche Wandlung

Der Malachit gilt als Stein des Wachstums und der Transformation. Er verstärkt das spirituelle Bewusstsein und unterstützt uns in allen persönlichen Wandlungs- und Entwicklungsprozessen. Er schützt uns vor jeglicher Negativität, während er gleichzeitig Fülle und positive Energie in alle Lebensbereiche zieht.

FÜHRT ZU/UNTERSTÜTZT

- Wachstum
- Wandlungsprozesse
- Schutz
- Fülle
- Heilung

FARBE UND ENTSTEHUNG

Der opake Stein ist für seine wunderschöne, satte grüne Farbe bekannt und meist von helleren oder dunkleren Bändern durchzogen. In der Natur bildet er massige oder traubige Aggregate. Bei Heilanwendung ist es am sichersten, Trommelsteine zu verwenden, da der Malachit so am wenigsten bröselt. Der Rohmalachit ist giftig, wenn er in großen Mengen aufgenommen wird.

VORKOMMEN UND GESCHICHTE

Der Stein ist weitverbreitet, etwa in den USA, Chile, Rumänien, der Demokratischen Republik Kongo, Südafrika, Russland und Australien. Er gehört zu den ältesten Heilsteinen überhaupt und wird seit Tausenden von Jahren aufgrund seiner Schönheit und Heilkraft geschätzt. Im alten Ägypten galt der Malachit als Königsstein, doch nicht nur die Pharaonen trugen ihn als Talisman, als Symbol der Macht und zu ihrem Schutz.

ANWENDUNG

Während der Meditation fördert der wunderschöne Malachit emotionale und spirituelle Wandlungsprozesse und auch als Antidepressivum ist er ausgesprochen effektiv. Der Heilstein beruhigt den Geist und schenkt uns ein Gefühl des tiefen Friedens und der Harmonie.

VERWENDUNG IN RÄUMEN

Im Büro oder am Arbeitsplatz schützt der reinigende Malachit vor Elektrosmog. Zudem fördert er in diesen Räumlichkeiten das klare Denken sowie die Kreativität.

CHAKRAS UND ANWENDUNG AM KÖRPER

Mit seiner stabilisierenden Energie bringt der Malachit alle sieben Chakras in Einklang miteinander. Besonders effektiv wirkt er sich auf das Herzchakra aus: Er erleichtert die emotionale Heilung und fördert die Harmonie in Beziehungen.

TIPPS Der Amazonit ist ein wunderbarer Energiefilter. In der Nähe des Computers schützt er vor Elektrosmog.

Auf Reisen hilft der Malachit beim Überwinden von Flugangst und beim Vermeiden von Unfällen jeglicher Art.

LINKS Amazonit
RECHTS Malachit

TIPP Am Körper getragen zieht der Topas Fülle, Erfolg und Freude in Ihr Leben.

KOMBINIERBAR MIT Kombinieren Sie den Topas mit dem Zitrin (siehe Seite 55), um jegliche positive Energie zu verstärken. Diese Heilsteinkombination erfüllt Sie mit Wärme und Glück, während sie gleichzeitig negative Energien um Sie herum eliminiert.

Topas Wunscherfüllung

Der traditionell als Glücksstein bekannte Topas trägt die erhebende Energie der Fülle und Freude in sich. Er verstärkt die Intention und eignet sich somit hervorragend zur Wunscherfüllung. Der Topas zieht Wohlstand und Erfolg an.

FÜHRT ZU/UNTERSTÜTZT

- Fülle
- Wunscherfüllung
- Erfolg
- Zufriedenheit/Glück
- Kreativität

FARBE UND ENTSTEHUNG

Es gibt farblose, honiggelbe, braune, goldene, rosafarbene, grüne und blaue Topase. Meist sind die Kristalle durchsichtig und begrenzt. Der Topas ist nicht nur als Heil-, sondern auch als Schmuckstein beliebt.

VORKOMMEN UND GESCHICHTE

Zu finden ist der Topas vor allem in den USA, Mexiko, Indien, Südafrika, Pakistan und Australien. In der hinduistischen Mythologie steht der Topas für ein langes Leben und Klugheit, zudem ist er dem als göttlich verehrten Kalpa-Baum zugeordnet, der auch als Wunsch- oder Lebensbaum gilt. Für die alten Ägypter repräsentierte der Stein den Sonnengott Ra.

ANWENDUNG

Dieser Heilstein erleichtert die Meditation: Er fördert die spirituelle Entwicklung, stärkt die Visualisierungskraft und steigert die Intention. Die Meditation mit einem Topas bringt Geist, Körper und Seele ins Gleichgewicht.

VERWENDUNG IN RÄUMEN

Stellen Sie einen Topas an Ihrem Arbeitsplatz, zum Beispiel im Büro, auf, dort weckt er Ihre Kreativität und zieht Erfolg an. Zudem steigert er Motivation und Zuversicht.

CHAKRAS UND ANWENDUNG AM KÖRPER

Je nach Farbe gleicht der Topas verschiedene Chakras aus und aktiviert sie. Gelbe und goldene Varianten energetisieren das Nabelchakra und fördern die Selbstachtung, das Selbstvertrauen sowie die emotionale Stabilität. Der blaue Topas aktiviert das Kehlchakra, was zu einer offeneren Kommunikation und zu einem gelungeneren Selbstausdruck führt.

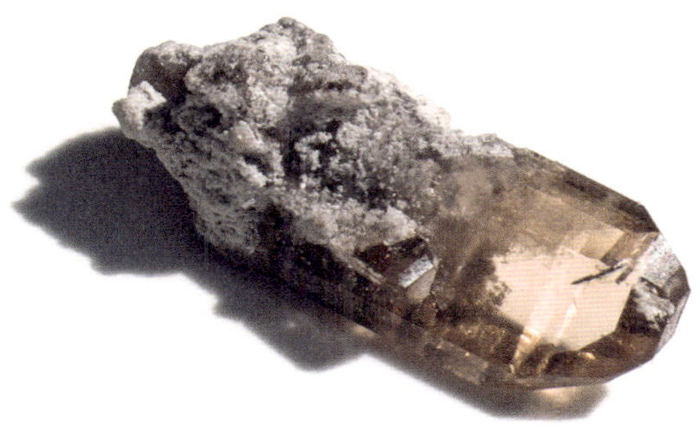

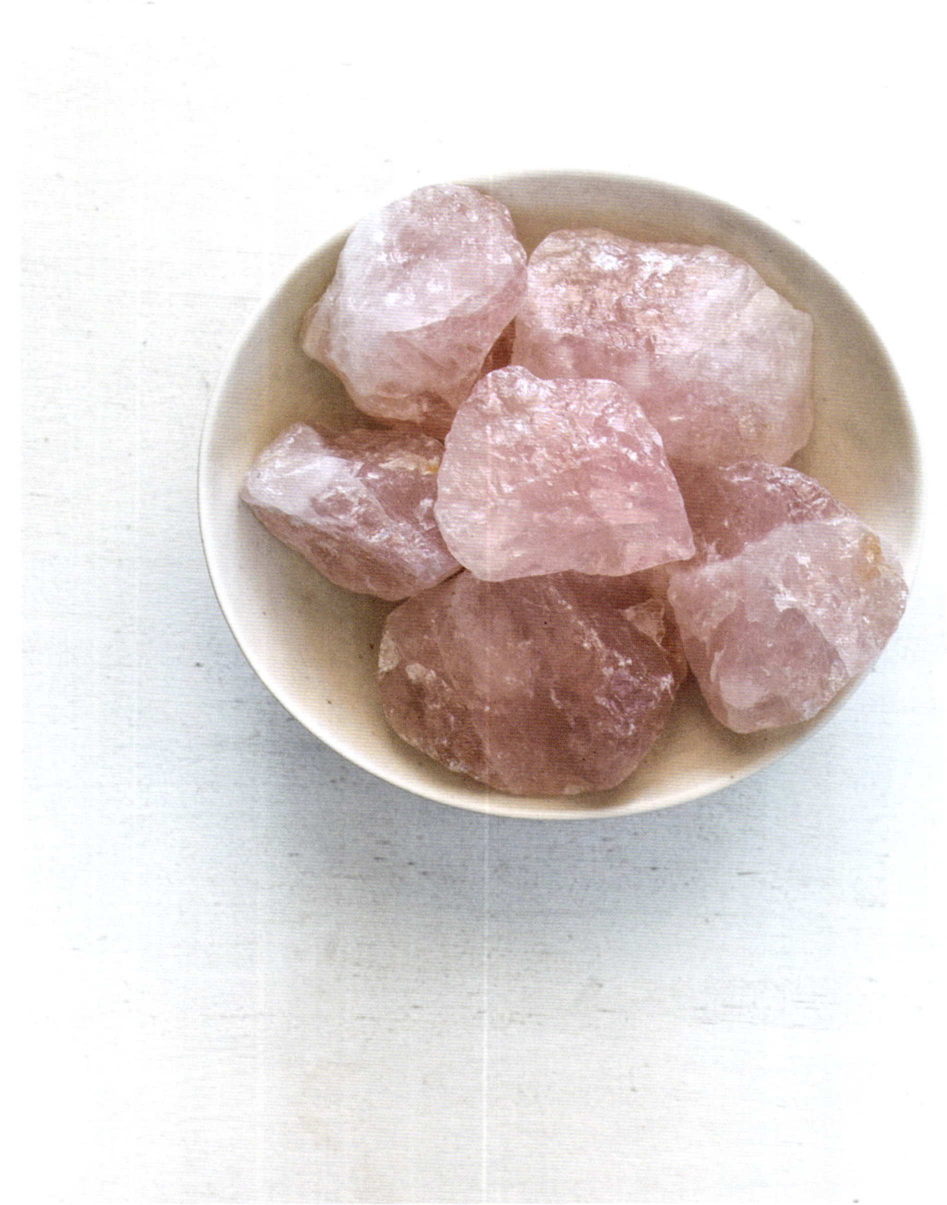

Rosenquarz Bedingungslose Liebe

Schon seit Langem gilt der Rosenquarz als Stein der bedingungslosen Liebe. Mit seiner wunderschönen rosa Farbgebung und der sanften Energie bringt er tiefe innere Heilung und Frieden. Er erneuert das Vertrauen in Beziehungen, tröstet das Herz in Zeiten von Trauer und Verlust und fördert die Selbstliebe und -akzeptanz.

FÜHRT ZU/UNTERSTÜTZT

- Liebe
- Heilung
- Frieden
- Erneuerung
- Harmonie

FARBE UND ENTSTEHUNG

Rosenquarz kommt in der Natur als großer, rauer, durchscheinender Stein in verschiedenen Rosaschattierungen vor. Er ist als Stein für Schmuckstücke und andere dekorative Gegenstände sehr beliebt.

VORKOMMEN UND GESCHICHTE

Rosenquarz findet sich an vielen Orten rund um den Globus, etwa in den USA, Brasilien, Südafrika, Madagaskar und Indien. Als Zeichen der Liebe und Freundschaft wurde er im Laufe der Zeit von zahlreichen alten Kulturen verehrt. Den alten Ägyptern und Römern galt Rosenquarz als Stein der Jugend und Schönheit; sie benutzten ihn beispielsweise in Gesichtsmasken, um den Teint zu klären.

ANWENDUNG

Zu einem Muster gelegt (siehe Seite 174) fördert Rosenquarz gesunde Beziehungen aller Art. So zieht er etwa eine neue Liebe an, sorgt in einer bestehenden Beziehung für Harmonie oder kräftigt Familienbande.

VERWENDUNG IN RÄUMEN

Im Schlafzimmer erzeugt dieser wunderschöne Heilstein eine liebevolle, intime und erholsame Atmosphäre. Legen Sie ein kleines Stück Rosenquarz unter Ihr Kopfkissen und Sie werden schlafen wie ein Baby.

CHAKRAS UND ANWENDUNG AM KÖRPER

Rosenquarz ist DER Stein fürs Herzchakra. Er öffnet das Herz auf allen Ebenen und führt so zu einem tieferen Verständnis von Liebe, Mitgefühl und Frieden.

TIPP Rosenquarz in einer Gesichtsmaske (siehe Seite 171) sorgt für eine weiche Haut und einen strahlenden Teint.

KOMBINIERBAR MIT Rosenquarz lässt sich ausgezeichnet mit dem Mondstein (siehe Seite 150) kombinieren – beide Steine fördern Fruchtbarkeit und Schwangerschaft.

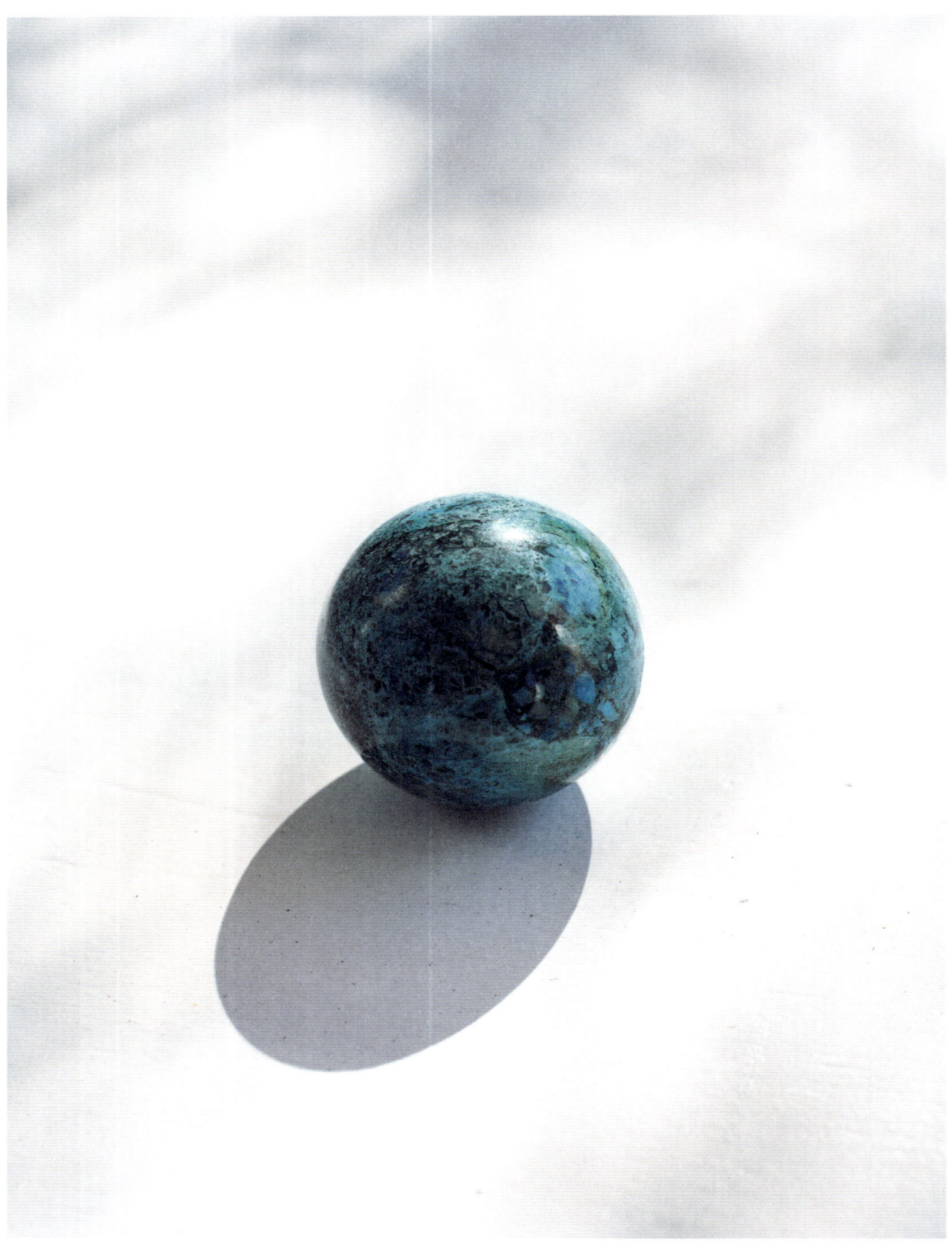

TIPP Eine Chrysokollhalskette ermuntert zu umsichtiger Kommunikation, einer besseren Eigenwahrnehmung und zu Sensibilität.

KOMBINIERBAR MIT Gemeinsam eignen sich Chrysokoll und Rosenquarz (siehe Seite 64) zur Heilung instabiler Beziehungen. In Kombination wecken die beiden Steine Liebe, Mitgefühl und positive Energien.

Chrysokoll Kommunikation

Der Chrysokoll gilt vielfach als Stein des Wissens und der Kommunikation. Er fördert den Ausdruck weiblicher Energie und lehrt die Wichtigkeit von Güte, Geduld und Mitgefühl. Der »Beziehungsstein« stärkt die Verbindung zwischen zwei Menschen und ermutigt Männer und Frauen zu einem positiven, liebevollen verbalen Umgang miteinander.

FÜHRT ZU/UNTERSTÜTZT

- Kommunikation
- Mitgefühl
- Liebe
- Harmonie
- Frieden

FARBE UND ENTSTEHUNG

Der opake Stein weist eine wunderschöne blaugrüne Färbung auf. Er ist sehr porös und weich und bildet große Ansammlungen statt einzelner Kristalle.

VORKOMMEN UND GESCHICHTE

Der Chrysokoll kommt in den USA, Mexiko, Peru, Großbritannien, der Demokratischen Republik Kongo, Russland und Australien vor. Historisch gesehen fand er nicht nur dekorativ, sondern auch medizinisch Verwendung. Im späten 19. Jahrhundert etwa benutzten ihn Ärzte in Europa in Honig-Wasser-Elixieren zur Schmerzlinderung sowie bei Halsbeschwerden.

ANWENDUNG

Während der Meditation zieht der Chrysokoll positive, liebevolle Energien an. Er öffnet uns und verbindet uns mit uns und anderen. Nach der Meditation mit einem Chrysokoll fühlen wir uns meist revitalisiert, zuversichtlich und stressbefreit.

VERWENDUNG IN RÄUMEN

Der Stein gleicht die Energien im ganzen Haus aus. Legen Sie ihn sich an einen Ort, an dem Sie still sitzen und meditieren können; im Wohnzimmer fördert er die Harmonie und Zufriedenheit innerhalb der Familie.

CHAKRAS UND ANWENDUNG AM KÖRPER

Meist wird der Chrysokoll mit dem Herz- und Kehlchakra assoziiert. Er verleiht uns innere Kraft sowie Mut und fördert den Selbstausdruck.

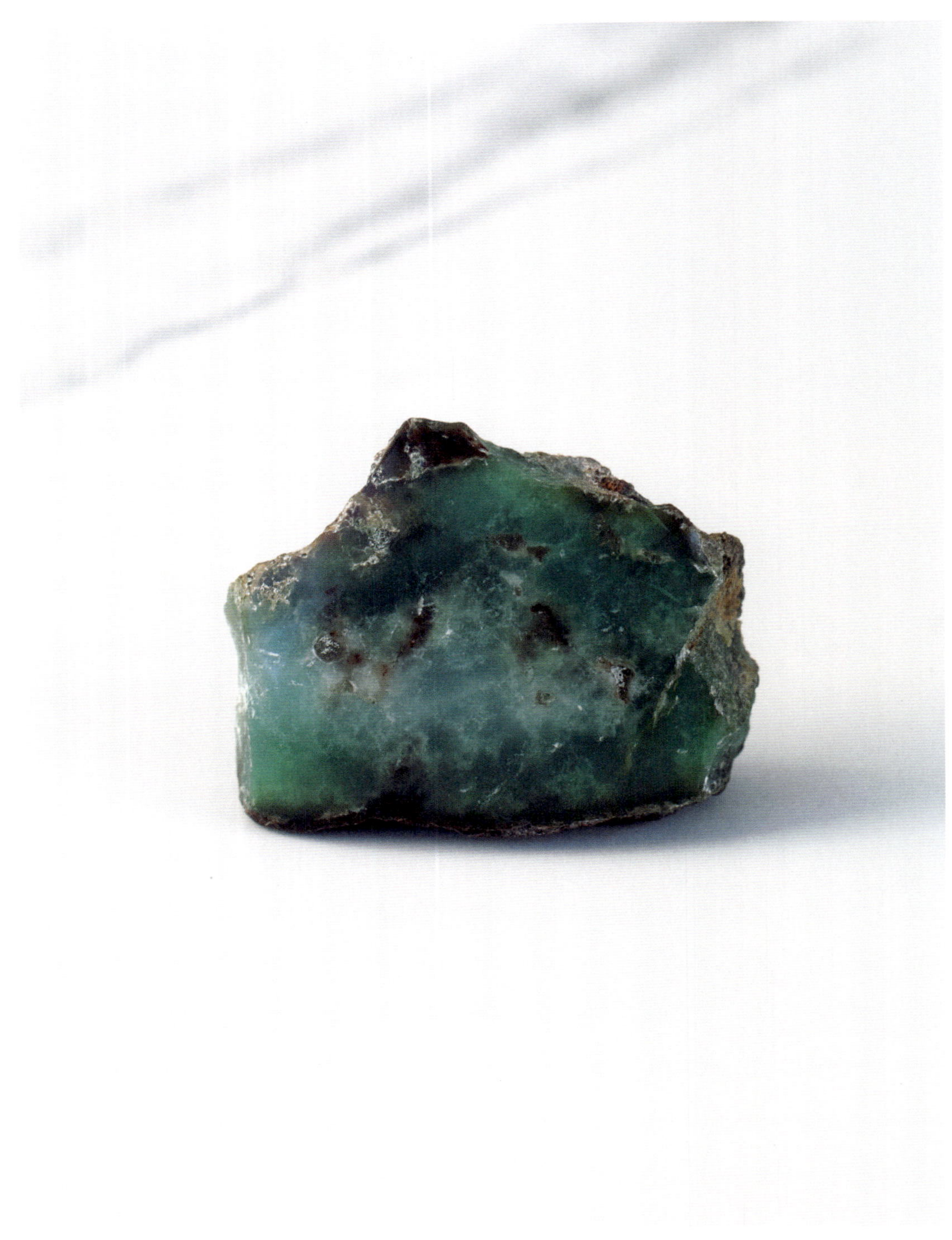

TIPP Durch die Meditation mit einem Chrysopras vertieft sich unsere Beziehung zur Natur. Zudem fördert sie das persönliche und spirituelle Wachstum.

KOMBINIERBAR MIT Gemeinsam laden Chrysopras und Rosenquarz (siehe Seite 64) Liebe und Fülle in Ihr Leben ein.

Chrysopras Vertrauen

Der Stein des Glücklichseins, des Optimismus und der Liebe trägt eine beruhigende Energie in sich, die emotional ausgleicht und vor Angst und depressiven Verstimmungen schützt. Zudem fördert der Chrysopras unsere Fähigkeit, zu vergeben und zu vertrauen; so stärkt er Beziehungen und zieht eine neue Liebe an.

FÜHRT ZU/UNTERSTÜTZT

- Freude
- Optimismus
- Liebe
- Fülle
- Vertrauen

FARBE UND ENTSTEHUNG

Der opake, manchmal auch durchscheinende Stein weist eine wunderschöne hellgrüne Tönung mit cremefarbenen oder braunen Einsprengseln auf. Die Rohsteine sind relativ klein und recht dicht, weshalb sie sich gut zu Schmuck und anderen dekorativen Gegenständen verarbeiten lassen.

VORKOMMEN UND GESCHICHTE

Der in den USA, Brasilien, Tansania, Madagaskar und Australien vorkommende Chrysopras ist aufgrund seiner leuchtenden Farbe seit Tausenden von Jahren sehr beliebt. Den alten Griechen galt er als heiliger Stein der Aphrodite, der Göttin der Liebe.

ANWENDUNG

Am besten profitieren Sie von den heilenden Eigenschaften des Steins, wenn Sie ihn am Körper tragen. Er unterstützt uns in allen Liebes- und Beziehungsbelangen und hilft vor allem Menschen, die unter einer Co-Abhängigkeit leiden. Der Chrysopras fördert die Bindung, ohne dabei Unabhängigkeit und Eigenentwicklung einzuschränken.

VERWENDUNG IN RÄUMEN

Sie verstärken die Fähigkeiten des wasserenergetisierenden Steins, indem Sie ihn im Badezimmer aufbewahren oder während des Badens in der Hand halten. So entsteht eine beruhigende Atmosphäre, die Stress und Angst lindert.

CHAKRAS UND ANWENDUNG AM KÖRPER

Der Chrysopras wird in erster Linie dem Herzchakra zugeordnet. Er regt den Fluss liebevoller Energien an, zieht Fülle ins Leben und hilft bei der Heilung emotionaler Verletzungen.

Dioptas Vergebung

Der Dioptas ist ein sehr wirkungsvoller Stein des Herzens. Seine beruhigende Energie schenkt dem Geist Konzentration und Stille. Der Heilstein bringt uns auf eine höhere Bewusstseinsebene und fördert in Beziehungen Glück sowie die Fähigkeit zu vergeben. Er reinigt die Umgebung von negativen Energien und zieht Liebe und Fülle an.

FÜHRT ZU/UNTERSTÜTZT

- Mitgefühl
- Vergebung
- Freude
- Liebe
- Ausgeglichenheit

FARBE UND ENTSTEHUNG

Der Dioptas tritt in Form kleiner, sechseckiger Kristalle auf, die meist durchscheinend sind. Seine unglaublich leuchtende Farbe reicht von blaugrünem Türkis bis zu Smaragdgrün.

VORKOMMEN UND GESCHICHTE

Der Stein findet sich in Peru, Chile, Nordafrika, der Demokratischen Republik Kongo, Namibia, Iran und Russland. Seit Tausenden von Jahren wird er aufgrund seiner atemberaubenden Farbe geschätzt. Wahrscheinlich wurde er schon 7200 vor Christus genutzt - bei Ausgrabungen in Ain Ghazal, Jordanien, im späten 20. Jahrhundert entdeckte man vorchristliche Statuen, deren Augen teilweise aus einem Dioptas bestanden.

ANWENDUNG

Der Dioptas besitzt eine starke Schwingung des Mitgefühls und der Vergebung. Deshalb hilft er besonders bei instabilen Beziehungen. Die Meditation mit diesem Heilstein ersetzt negative Energien oder Gedanken durch die Emotionen Liebe und Mitgefühl.

VERWENDUNG IN RÄUMEN

Das Schlafzimmer ist der ideale Ort für diesen Stein. Er verströmt Heiterkeit, Frieden und Ruhe.

CHAKRAS UND ANWENDUNG AM KÖRPER

Mit seiner reinen Schwingung der Liebe und des Mitgefühls aktiviert und heilt der Dioptas das Herzchakra. Zudem bringt er alle sieben Chakras in Einklang miteinander und verschafft uns ein Gefühl der Harmonie, der Ausgeglichenheit und des Wohlbefindens.

TIPP Verwenden Sie den Dioptas in einem Raumspray (siehe Seite 173) und reinigen Sie den gesamten Wohnbereich damit.

KOMBINIERBAR MIT Zusammen mit dem Chrysokoll (siehe Seite 66) kann der Heilstein eine bedeutende Veränderung in Ihrem Leben bewirken.

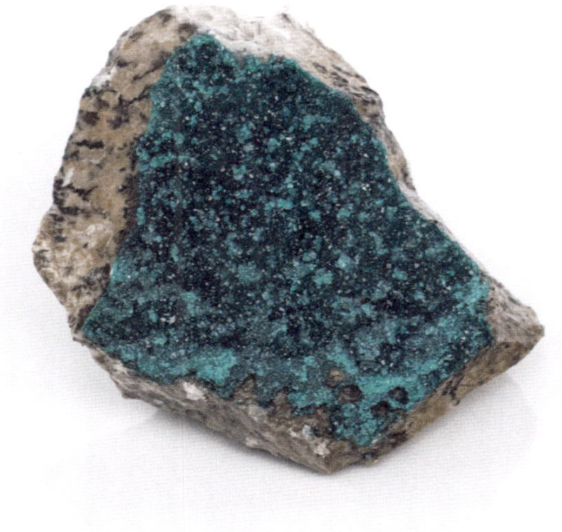

Kunzit Mutterschaft

Der als »Frauenstein« bekannte Kunzit trägt die Energie der reinen Liebe in sich und strahlt Frieden sowie Harmonie aus. Da er die bedingungslose Liebe und das Glück fördert, eignet er sich ideal für schwangere Frauen und junge Mütter. Der Kunzit enthält Lithium und verstärkt somit positive Energien; er verhilft uns zu emotionaler Ausgeglichenheit und befreit uns von negativen Gedankenmustern.

FÜHRT ZU/UNTERSTÜTZT

- Liebe
- Frieden
- Freude
- Geduld
- Harmonie

FARBE UND ENTSTEHUNG

Am häufigsten bildet der Kunzit prismatische Kristalle aus, die durchsichtig oder durchscheinend sind und eine zarte rosa- oder lilafarbene oder grüne Tönung aufweisen.

VORKOMMEN UND GESCHICHTE

Den Kunzit entdeckte man erst relativ spät, nämlich im Jahr 1902. Heute kennt man Vorkommen des Steins in den USA, Brasilien, Madagaskar, Afghanistan und Myanmar.

ANWENDUNG

Der »Wächterstein« hilft bei der Kommunikation mit Geistführern. Wird er während der Meditation gehalten, verstärkt dies die Intuition und vertieft den meditativen Zustand. Der Kunzit hilft vor allem denjenigen, die gerade erst lernen zu meditieren oder denen es nicht leichtfällt, zentriert zu bleiben.

VERWENDUNG IN RÄUMEN

Im Zimmer des Babys oder im eigenen Schlafzimmer fördert der Kunzit eine friedvolle und erholsame Umgebung. Darüber hinaus hilft er kleinen Kindern beim Einschlafen.

CHAKRAS UND ANWENDUNG AM KÖRPER

Eng verbunden ist der Stein mit dem Herz- und dem Kronenchakra. Er verhilft zu einer offenen Kommunikation sowie zu Ausgeglichenheit und geistiger Klarheit.

TIPPS Ein Rubin in der Fülle/Wohlstand-Ecke des Heims (siehe Seite 32) zieht diese Eigenschaften an.
Wenn Sie einen Kunzit am Körper tragen, fördert dies die emotionale Heilung und die Fähigkeit, in Beziehungen zu vergeben.

Rubin Leidenschaft

Der Rubin gilt gemeinhin als Symbol der Leidenschaft und Vitalität. Er eignet sich ausgezeichnet bei Lethargie, da er uns Energie und Motivation sowie neue Begeisterung für das Leben schenkt. Zudem zieht der Rubin Liebe und Glück an und hilft bei instabil gewordenen Beziehungen.

FÜHRT ZU/UNTERSTÜTZT

- Leidenschaft
- Vitalität
- Energie
- Motivation
- Liebe

FARBE UND ENTSTEHUNG

Den Heilstein gibt es in verschiedenen Rotschattierungen, meist kommt er in massigen Aggregaten vor oder entwickelt prismatische Kristalle. Rubine können opak oder durchsichtig sein, wobei Letzteres als Qualitätsmerkmal gewertet wird.

VORKOMMEN UND GESCHICHTE

Die Fundorte befinden sich in den USA, Mexiko, Kambodscha, Madagaskar, Indien und Russland sowie auf Sri Lanka. In vielen Kulturen, insbesondere in Asien, gilt der Rubin als Symbol der Liebe und als Königsstein. Früher trug man ihn als Talisman, zum Schutz und um Reichtum anzuziehen. Auf Sanskrit heißt der Rubin *ratnaraj,* was so viel wie »König der Edelsteine« bedeutet.

ANWENDUNG

Seinem Träger schenkt dieser Stein Energie, Selbstvertrauen und innere Stärke. Darüber hinaus erhält er gesunde Beziehungen und fördert Hingabe, Liebe, Vertrauen und emotionale Stabilität.

VERWENDUNG IN RÄUMEN

Der Rubin befreit uns von Stress und bewahrt uns davor, uns emotional distanziert von uns selbst oder anderen zu fühlen. Im Schlafzimmer fördert er Nähe und Intimität oder zieht eine neue Liebe an.

CHAKRAS UND ANWENDUNG AM KÖRPER

Dieser Heilstein energetisiert das Wurzelchakra und führt auf diese Weise zu Ausgeglichenheit, innerer Stärke und Leidenschaft.

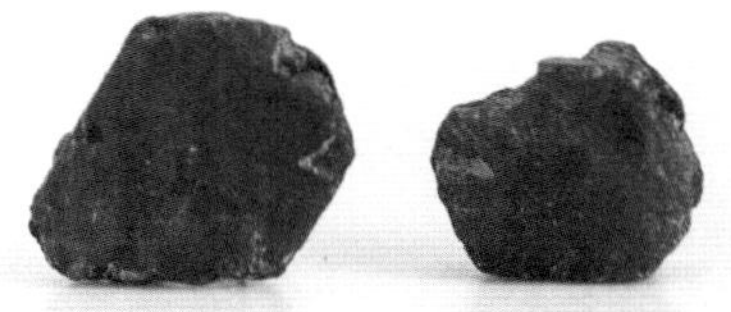

TIPP Die Meditation mit dem Opal verstärkt die Intentionen und hilft beim Loslassen negativer Gedanken oder Gefühle.

KOMBINIERBAR MIT Opal und Kunzit (siehe Seite 72) ziehen die Energien von Liebe, Zufriedenheit und Glück an.

Opal Engagement und Hingabe

Der Opal ist ein Stein des Glücks und der Reinheit. Er wird mit Liebe und Leidenschaft assoziiert und kräftigt Hingabe und Loyalität in Beziehungen. Der zarte Stein besitzt eine helle und liebevolle Energie, die Glück und Fülle anzieht.

FÜHRT ZU/UNTERSTÜTZT

- Liebe
- Leidenschaft
- Zufriedenheit/Glück
- Reinheit
- Engagement/Hingabe

FARBE UND ENTSTEHUNG

Der Opal erscheint in einer großen Farbvielfalt, die von Gelb, Orange, Rosa, Rot und Violett bis zu Grün reicht. Meist bildet er massige Aggregate oder Adern. Er ist in der Regel klein und durchscheinend mit schillernden Einschlüssen.

VORKOMMEN UND GESCHICHTE

Der Opal findet sich in Kanada, den USA, Mexiko, Peru, Großbritannien und Australien. Er ist in vielen alten Mythologien zu Hause. Im alten Rom glaubte man, der Opal vereine die Kraft und Macht aller anderen edlen Steine in sich, da er in all ihren Farben schimmerte.

ANWENDUNG

Am meisten profitieren Sie von den zahlreichen heilenden Eigenschaften des Steins, wenn Sie ihn am Körper tragen. Er schenkt seinem Träger Leichtherzigkeit und Zufriedenheit sowie Mut und Selbstvertrauen.

VERWENDUNG IN RÄUMEN

Im Schlafzimmer fördert der Opal die Leidenschaft, in eine Beziehung bringt er neuen Schwung und Spontaneität. Der Stein kräftigt das Band zwischen zwei Menschen, indem er Güte, Liebe und Mitgefühl in ihnen weckt.

CHAKRAS UND ANWENDUNG AM KÖRPER

Der Opal harmoniert ausgezeichnet mit dem Sakral- und dem Wurzelchakra. Er fördert Leidenschaft und Kreativität und stabilisiert den Geist und die Gefühle.

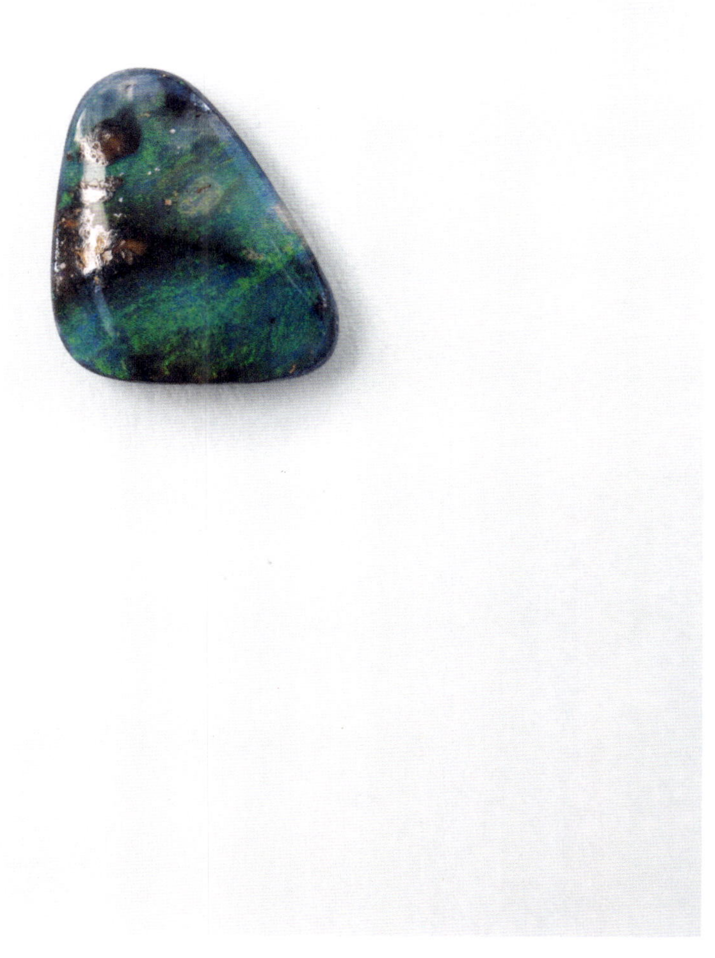

Smaragd Erfüllte Liebe

Dieser Stein verfügt über eine große Bandbreite an heilenden Eigenschaften. Er gilt als Stein der erfüllten Liebe und bringt neuen Schwung in eine Beziehung, während er gleichzeitig Leidenschaft, Hingabe und Vertrauen fördert. Der Smaragd lehrt uns Großzügigkeit und Güte und eignet sich deshalb nicht nur für Paare, sondern auch für familiäre und freundschaftliche Verbindungen.

FÜHRT ZU/UNTERSTÜTZT

- Freude
- Kommunikation
- Mitgefühl
- Frieden
- Intuition

FARBE UND ENTSTEHUNG

Die Beryllvarietät entwickelt wunderschöne grüne, sechseckige Kristalle, die je nach Qualität opak oder durchsichtig sein können. Allgemein gilt: Je durchsichtiger der Smaragd, desto teurer ist er.

VORKOMMEN UND GESCHICHTE

Smaragde finden sich in Kolumbien, Brasilien, Tansania, Ägypten, Pakistan, Indien und Australien. Er ist einer der begehrtesten Steine überhaupt und in vielen Kulturen schon seit über 5000 Jahren bekannt. Im mittelalterlichen Europa galt er als Offenbarer der Wahrheit und soll seinen Träger vor bösen Zaubern geschützt haben. Für die alten Ägypter stand er für das ewige Leben.

ANWENDUNG

Dieser Stein schenkt uns vor allem Geduld. Während einer Meditation beruhigt er Geist sowie Emotionen und führt uns auf eine höhere Ebene der Selbsterkenntnis.

Der Smaragd bündelt unsere Absicht und ermuntert uns dazu, emotional präsent zu bleiben.

VERWENDUNG IN RÄUMEN

Im Büro oder am Arbeitsplatz verstärkt der Smaragd die Konzentrationsfähigkeit und schenkt geistige Klarheit. Zudem fördert er Erfolg, Kreativität und Inspiration, während er die Umgebung gleichzeitig von negativen oder stagnierenden Energien reinigt.

CHAKRAS UND ANWENDUNG AM KÖRPER

Der Smaragd aktiviert das Herzchakra und wird mit Mitgefühl, Frieden und emotionaler Heilung assoziiert.

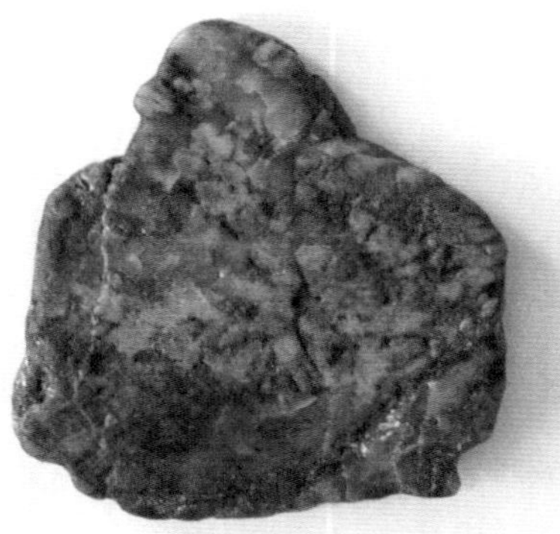

Hemimorphit Mitgefühl

Die liebliche und beruhigende Energie des Hemimorphit lädt Freude, Glück und Positivität in unser Leben ein. Der Stein erhält gesunde Beziehungen, da er die offene Kommunikation, die Empathie sowie das Verständnis zwischen zwei Menschen fördert.

FÜHRT ZU/UNTERSTÜTZT

- Freude
- Positivität
- Empathie
- Kommunikation
- Mitgefühl

FARBE UND ENTSTEHUNG

Der für gewöhnlich opake oder durchscheinende Stein findet sich meist in verschiedenen Blau-, Grün- oder Weißschattierungen, die auch dunklere Bereiche umfassen können.

VORKOMMEN UND GESCHICHTE

Den Hemimorphit gibt es überall auf der Welt, darunter in den USA, Mexiko, Italien, Griechenland, Südafrika, Madagaskar und Australien. Früher verwechselte man ihn häufig mit einem Mineral, das heute als Smithsonit bekannt ist. Vor dem 19. Jahrhundert nannte man beide Steine kollektiv Galmei, erst danach fand man heraus, dass es sich um zwei verschiedene Mineralien handelt.

ANWENDUNG

Bei Beziehungsproblemen empfiehlt sich das Tragen eines Hemimorphits. Der besonders für Paare geeignete Stein heilt jedoch auch Freundschaften und Familienbande. Er fördert die Fähigkeit zu vergeben sowie Geduld und Verständnis.

VERWENDUNG IN RÄUMEN

Ein Hemimorphit in den geselligen Räumen des Hauses oder der Wohnung – also in Wohnzimmer oder Küche – gleicht Familiendynamiken aus und fördert glückliche, liebevolle Beziehungen.

CHAKRAS UND ANWENDUNG AM KÖRPER

Der Stein findet seinen Widerhall im Herz- und im Kehlchakra, da er für emotionale Heilung und offene Kommunikation steht. Zudem ist er mit dem Stirnchakra verbunden und führt zu einem höheren spirituellen Bewusstsein sowie zu einer besseren Intuition.

TIPP Der Smaragd hat seinen Platz in der Fülle/Wohlstand-Ecke des Hauses (siehe Seite 32).

Zu einem Muster gelegt (siehe Seite 174) zieht der Hemimorphit Glück, Freude und Wohlbefinden auf allen Ebenen an.

TIPP Eine Rhodonithalskette heilt emotionale Wunden und fördert die Selbstliebe.

KOMBINIERBAR MIT Rhodonit gepaart mit Chrysopras (siehe Seite 68) erhöht unsere Fähigkeit zu vergeben und hilft uns beim Loslassen vergangener Verletzungen bis hin zu traumatischen Erlebnissen.

Rhodonit Liebe und Schutz

Der Stein der Liebe und des Schutzes trägt eine freudvolle Schwingung in sich, die Zufriedenheit, Glück, Vergebung und Frieden bringt. Er steigert die emotionale Stabilität und lindert Ängste sowie depressive Verstimmungen.

FÜHRT ZU/UNTERSTÜTZT

- Liebe
- Zufriedenheit/Glück
- Stabilität
- Frieden
- Heilung

FARBE UND ENTSTEHUNG

Die Farbe des Steins variiert zwischen hellem Rosa und dunklem Magenta, meist enthält der Rhodonit schwarze Einschlüsse. Er bildet massige Aggregate und entwickelt in der Regel opake Kristalle.

VORKOMMEN UND GESCHICHTE

Der Stein kommt an vielen Orten vor, darunter in Kanada, den USA, Mexiko, Brasilien, Deutschland, Indien, Russland und Australien. Entdeckt wurde der Rhodonit im 18. Jahrhundert in Russland, wo er rasch als Schutzstein galt und als Talisman getragen wurde. Seinen Beinamen »Adlerstein« verdankt er der Beobachtung, dass diese Greifvögel manchmal kleine Rhodonite an ihren Horst bringen. Eine weitere Tradition, die bald darauf entstand, war die, Babys einen Rhodonit als Symbol der Liebe, der Stärke und des Schutzes ins Kinderbettchen zu legen.

ANWENDUNG

Der Stein hat sich vor allem in traumatischen oder sehr stressigen Zeiten bewährt. Seine nährende Energie heilt emotionale Schockzustände und hilft bei Trauer und Verlust.

VERWENDUNG IN RÄUMEN

Ein Rhodonit in der Mitte des Heims gleicht weibliche und männliche Energien aus und erzeugt einen positiven Energiefluss in der gesamten häuslichen Umgebung.

CHAKRAS UND ANWENDUNG AM KÖRPER

Am häufigsten wird dieser Heilstein mit dem Herzchakra assoziiert. Er fördert Frieden, Ausgeglichenheit und Mitgefühl.

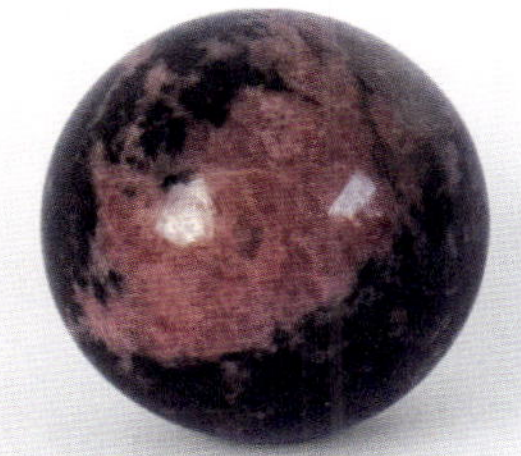

TIPP Zu einem Muster gelegt (siehe Seite 174) schützt der Sugilith vor negativer Energie und zieht gleichzeitig Liebe, Zufriedenheit, Glück und Heilung an.

KOMBINIERBAR MIT Gemeinsam mit Rosenquarz (siehe Seite 64) bringt der Sugilith Stabilität, Liebe und Verbundenheit in eine Beziehung.

Sugilith Emotionale Unterstützung

Der »Liebesstein« Sugilith erleichtert die emotionale Heilung sowie spirituelle Wandlungsprozesse. Er zeichnet sich durch eine in höchstem Maße unterstützende Energie aus und lindert Gefühle der Trauer, der Angst und des Verlustes. Zudem fördert der Sugilith die innere Stärke, inneren Frieden und Stabilität.

FÜHRT ZU/UNTERSTÜTZT

- Liebe
- Heilung
- Wachstum
- Stabilität
- Frieden

FARBE UND ENTSTEHUNG

Am häufigsten kommt der Sugilith als rauer, opaker Stein vor, der wunderschöne Schattierungen von Rosa und Violett aufweist. In der Regel ist seine Konsistenz körnig, in einigen seltenen Fällen entwickelt er jedoch kleine prismatische Kristalle.

VORKOMMEN UND GESCHICHTE

Der Sugilith wurde erst in den 1940er-Jahren entdeckt und gehört somit noch nicht allzu lange zur Welt der uns bekannten Mineralien und Kristalle. Er findet sich in Kanada, Südafrika und Japan und mausert sich derzeit zum Star unter den Heilsteinen.

ANWENDUNG

Ein am Körper getragener Sugilith bringt Frieden und Entspannung. Er schenkt uns Trost, Geborgenheit und Stabilität und lindert effektiv Stress und Angst. Der zutiefst nährende Stein fördert die körperliche und emotionale Heilung, während er gleichzeitig vor negativer Energie schützt.

VERWENDUNG IN RÄUMEN

Dieser Stein steigert im ganzen Haus die Harmonie sowie die Bereitschaft zu vergeben und hilft uns beim Erzeugen einer liebevollen Atmosphäre, in der sich die Familie wohlfühlt. Im Wohnbereich zieht er Positivität, Wärme und Helligkeit an.

CHAKRAS UND ANWENDUNG AM KÖRPER

Der Sugilith gleicht alle sieben Chakras aus, insbesondere das Kronen- und das Stirnchakra. Als Stein der Heilung und der spirituellen Entwicklung verbessert er die Intuition und bringt Klarheit in Geist und Gefühle.

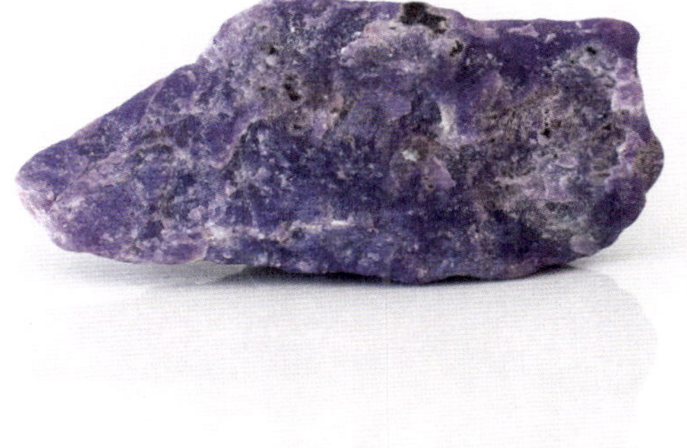

TIPP Ein Lodolith auf dem Nachttisch neben dem Bett sorgt für lebhafte Träume und ein höheres spirituelles Bewusstsein.

KOMBINIERBAR MIT Lodolith harmoniert wunderbar mit Skolezit (siehe Seite 130). Gemeinsam erleichtern die beiden Steine die innere Heilung sowie spirituelle Wandlungsprozesse.

Lodolith Innere Stärke

Der auch als Gartenquarz bekannte Stein besitzt eine mächtige und doch erdende Energie. Er fördert die innere Stärke und zieht liebevolle Schwingungen ins Leben. Der Bergkristallanteil des Lodolith erhöht die Schwingungen seiner Einschlüsse, was ihn zu einem wunderbaren Energieverstärker macht.

FÜHRT ZU/UNTERSTÜTZT

- Fülle
- Kraft
- Innere Stärke
- Wandlungsprozesse
- Heilung

FARBE UND ENTSTEHUNG

Diese Quarzvarietät umfasst verschiedene Mineralien, darunter Feldspat, Hämatit und Chlorit. All diese Elemente bringen verschiedene Grün-, Braun-, Rot- oder Cremeschattierungen hervor, die den Eindruck einer Gartenlandschaft innerhalb des Steins erwecken.

VORKOMMEN UND GESCHICHTE

Lodolith kommt überwiegend in Brasilien vor. Man sagt ihm eine tiefe Verbindung zur Natur und zu Naturheilern wie Schamanen nach, und schon seit Langem verwenden spirituelle Heiler den Lodolith, um beispielsweise Visionen zu erzeugen.

ANWENDUNG

Der Stein bekräftigt unsere Intentionen und hilft uns dabei, Fülle in unser Leben zu ziehen. Hält man ihn während einer Meditation in der Hand, fördert er das spirituelle Bewusstsein und lädt Positivität sowie Freude ein. Zudem hilft der Lodolith dabei, veraltete Bindungen loszulassen und aus obsoleten Mustern auszubrechen.

VERWENDUNG IN RÄUMEN

Die Energie dieses Heilsteins wird traditionellerweise mit den Gemeinschaftsräumen im Haus assoziiert. Ein Lodolith im Wohnzimmer sorgt für harmonische Beziehungen zu Familie und Freunden.

CHAKRAS UND ANWENDUNG AM KÖRPER

Der Stein besitzt die Fähigkeit, alle sieben Chakras zu harmonisieren, wird jedoch primär mit dem Kronenchakra in Verbindung gebracht. Legen Sie sich den Stein auf den Kopf, so klärt er Geist und Emotionen und befreit von negativen Energien.

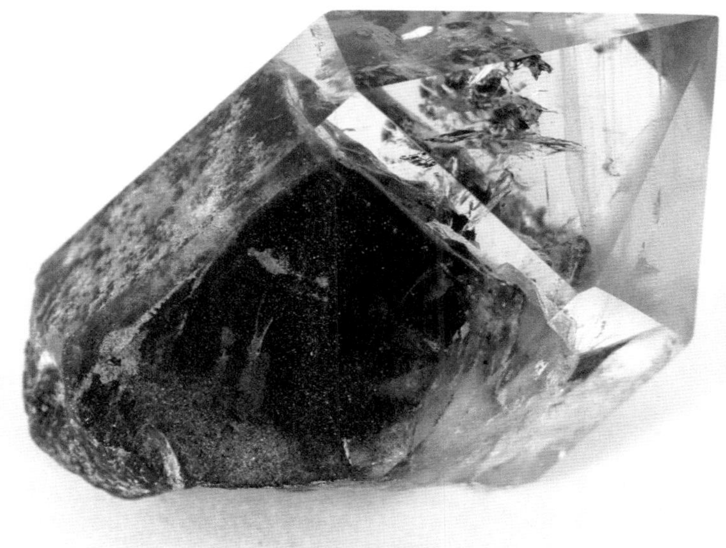

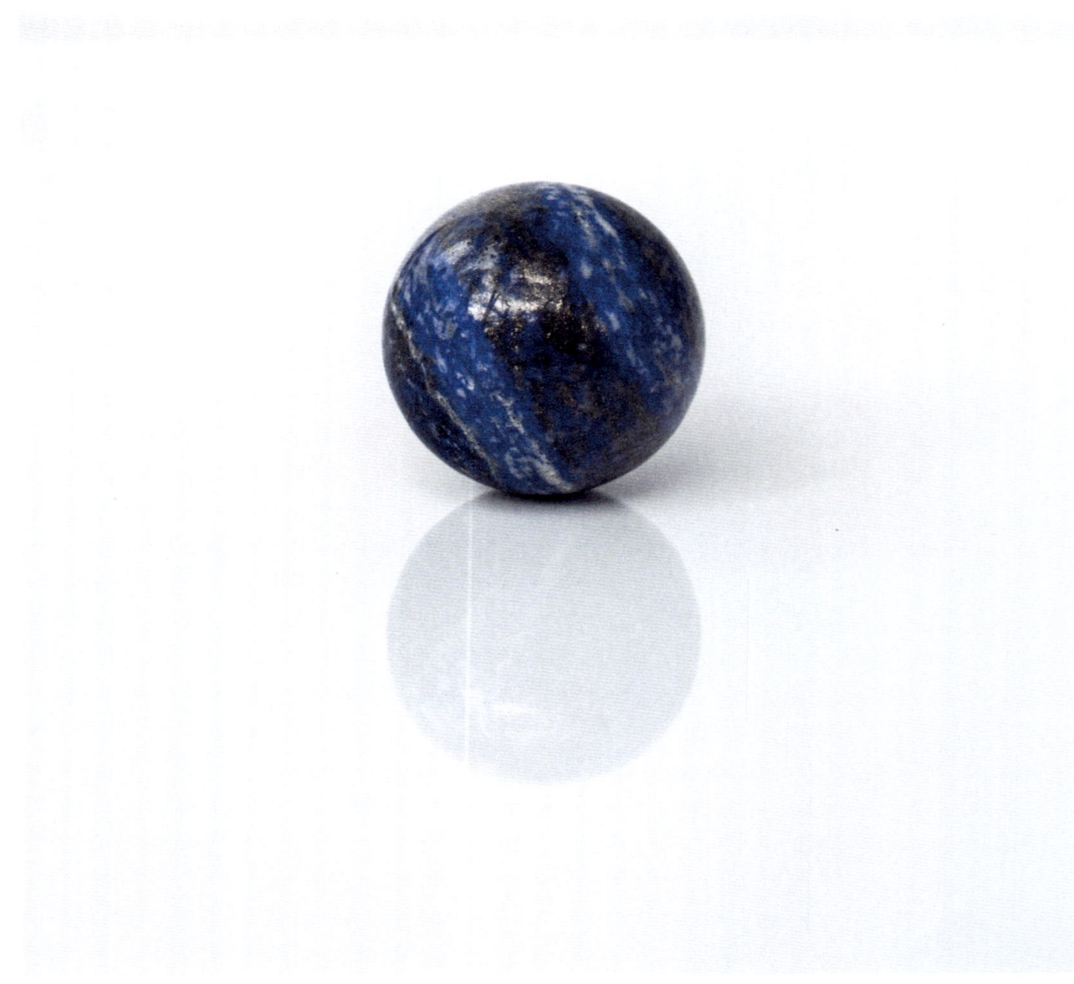

TIPP Dieser Heilstein hat sich bei Schmerzen bewährt: Legen Sie ihn zur Symptomlinderung einfach auf die betreffende Stelle.

KOMBINIERBAR MIT Lapislazuli und Amethyst (siehe Seite 122) fördern die emotionale, spirituelle und körperliche Heilung.

Lapislazuli Intuition

Der Lapislazuli gehört schon sehr lange zu den begehrtesten Steinen überhaupt. Er besitzt hervorragende Heileigenschaften und gilt als Symbol der Ehre und der Herrschaftlichkeit. Mit seinen gedankenverstärkenden Qualitäten steigert er übernatürliche Fähigkeiten sowie die Intuition. Zudem befreit er uns von Gefühlen der Frustration und der Wut.

FÜHRT ZU/UNTERSTÜTZT

- Kraft
- Intuition
- Wohlstand
- Wahrheit
- Weisheit

FARBE UND ENTSTEHUNG

Der dunkelblaue opake Stein weist oft Einschlüsse von weißem Kalzit oder goldenem Pyrit auf.

VORKOMMEN UND GESCHICHTE

Lapislazuli findet sich in den USA, im Nahen Osten, in Ägypten, Afghanistan und Russland. Die alten Ägypter trugen Amulette aus Lapislazuli als Symbol der Macht und Weisheit. Aufgrund seiner leuchtenden blauen Farbe wurde der Stein auch zermahlen und in der Malerei sowie zum Färben verwendet.

ANWENDUNG

Der Lapislazuli hält uns fokussiert und steigert die Konzentrationsfähigkeit sogar noch, während er den Geist gleichzeitig von Stress befreit. Das Tragen dieses Heilsteins fördert Intuition und Intellekt.

VERWENDUNG IN RÄUMEN

Mit seiner beruhigenden Energie eignet sich der Lapislazuli vor allem fürs Schlafzimmer. Er erzeugt eine friedvolle Atmosphäre, in der Körper und Geist entspannen und neue Kraft tanken können.

CHAKRAS UND ANWENDUNG AM KÖRPER

Der Stein aktiviert Stirn- und Kehlchakra. Er regt die spirituelle Erleuchtung an und schenkt während der Meditation tiefen inneren Frieden. Darüber hinaus unterstützt er die offene Kommunikation und das Sprechen vor Publikum.

TIPP Ein Elixier mit grünem Aventurin (siehe Seite 172) beruhigt die Nerven und hilft bei Stress sowie Reizbarkeit.

KOMBINIERBAR MIT Gepaart mit dem Mondstein (siehe Seite 150) gleicht der Aventurin männliche und weibliche Energien innerhalb des Wohnbereichs aus (siehe Seite 32), er harmonisiert also Yin und Yang.

Aventurin Persönliches Wachstum

Der Aventurin gilt als Stein der Gesundheit, des Wohlbefindens und der Zufriedenheit. Er fördert das persönliche Wachstum und hilft uns dabei, uns von ungesunden Bindungen oder Beziehungen zu befreien. Zudem lindert er Stress und Angst und schenkt uns Trost sowie inneren Frieden.

FÜHRT ZU/UNTERSTÜTZT

- Zufriedenheit/Glück
- Persönliches Wachstum
- Heilung
- Positivität
- Erneuerung

FARBE UND ENTSTEHUNG

Am bekanntesten ist zwar der grüne Aventurin, doch kommt der Stein auch in gelben, blauen und orangefarbenen Varianten vor. Meist sind die Steine durchscheinend oder opak und manchmal leicht schimmernd gefleckt.

VORKOMMEN UND GESCHICHTE

Aventurin findet sich in Brasilien, Italien, Indien, Russland, China, Nepal und Tibet. Seit Tausenden von Jahren wird er aufgrund seiner heilenden Eigenschaften und seiner leuchtenden Farbe geschätzt. In Tibet schuf man die Augen von Statuen aus diesem Stein, um ihnen visionäre Kräfte zu verleihen.

ANWENDUNG

Das Tragen eines Aventurins zieht Positivität an. Seine beruhigende Energie macht glücklich, zuversichtlich und geistig klar. Zudem schützt es vor Elektrosmog und anderen Umweltgiften.

VERWENDUNG IN RÄUMEN

Ein Aventurin im geselligen Bereich des Hauses, also in Küche oder Wohnzimmer, fördert das körperliche und emotionale Wohlbefinden. Die nährende Energie des Steins nutzt vor allem kleinen Kindern.

CHAKRAS UND ANWENDUNG AM KÖRPER

Der Stein wird in erster Linie mit dem Herzchakra assoziiert. Er zieht Liebe, Heilung und Vergebung in das Leben seines Trägers.

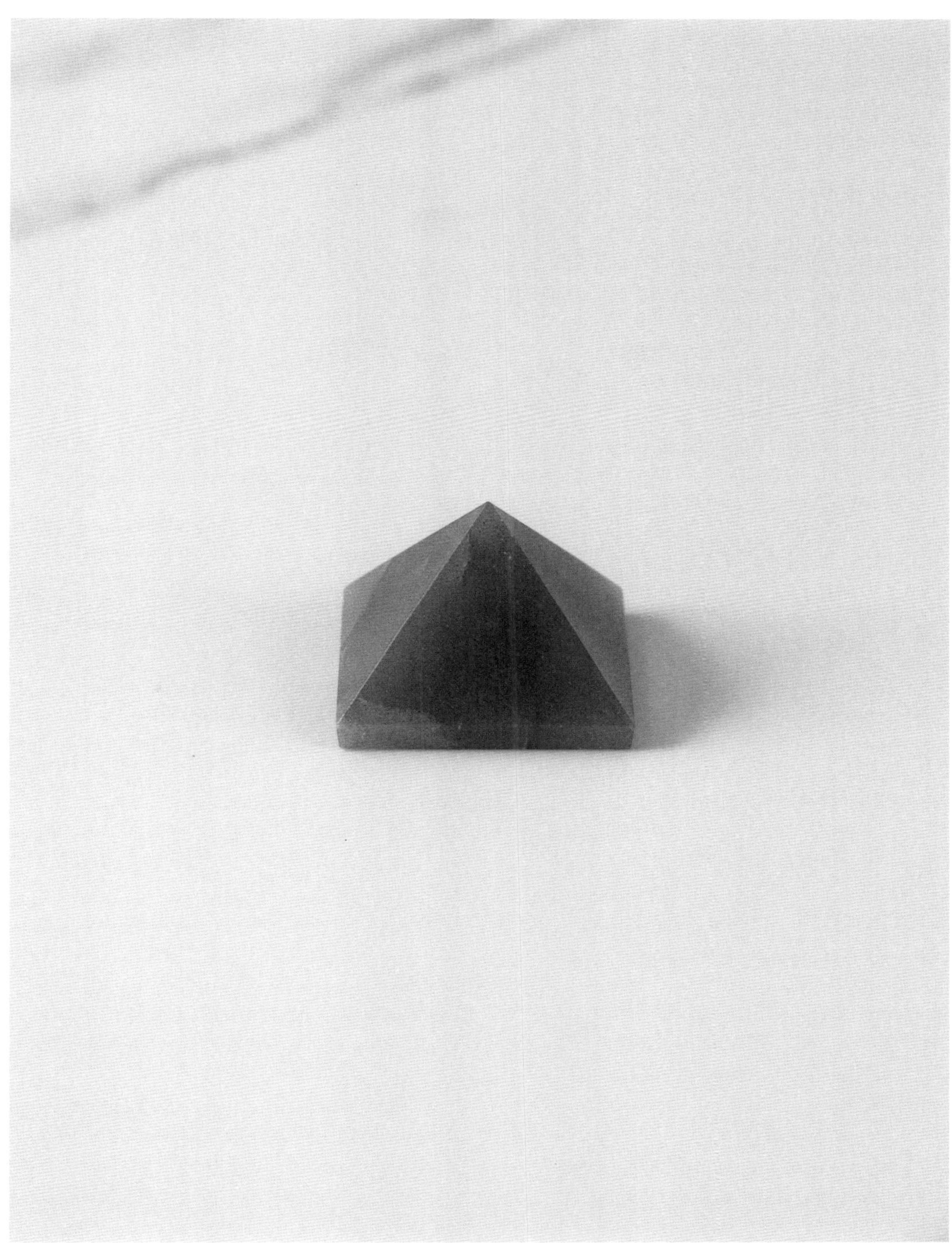

TIPP Zu einem Muster gelegt (siehe Seite 174) reinigt der Apophyllit die Umgebung und lädt helle, liebevolle Energien ein.

KOMBINIERBAR MIT Kombinieren Sie den Apophyllit mit Bergkristall (siehe Seite 104), um Intuition und positiven Energiefluss zu steigern.

Apophyllit Ruhe

Der Stein besitzt eine hohe Schwingung und eine erhebende Energie. Er beruhigt und gleicht aus und vertreibt Angst und Stress. Besonders hilfreich ist er für Geist und Emotionen, da er mentale Blockaden beseitigt und negative Gedankenmuster auflöst.

FÜHRT ZU/UNTERSTÜTZT

- Intuition
- Spiritualität
- Erleuchtung
- Wohlbefinden
- Positivität

FARBE UND ENTSTEHUNG

Der Apophyllit entwickelt würfel- oder pyramidenförmige Kristalle, die opak, durchscheinend oder komplett durchsichtig sein können. Er tritt in einer Reihe von Farbvarianten auf, darunter in Pfirsich-, Grün-, Gelb-, Grau- oder Weißschattierungen.

VORKOMMEN UND GESCHICHTE

Überwiegend kommt der Stein in den USA, Brasilien, Grönland, Island, Deutschland, Italien, Indien und Australien vor. Er wurde im frühen 19. Jahrhundert entdeckt und wird seitdem sowohl aufgrund seiner Schönheit als auch aufgrund seiner metaphysischen Eigenschaften geschätzt.

ANWENDUNG

Während einer Meditation verhilft der wirkmächtige Stein zur Kontaktaufnahme mit spirituellen Sphären. Er steigert die geistige Klarheit und die Intuition, hilft uns beim Bündeln der Energien und verstärkt unsere Absichten, während er die Wahrnehmung erweitert.

VERWENDUNG IN RÄUMEN

Platzieren Sie den Apophyllit in den geselligen Räumen des Hauses, etwa in Wohnzimmer oder Küche. Er reinigt sie von negativen Energien und füllt sie stattdessen mit Schwingungen des Friedens, der Liebe und des Glücks.

CHAKRAS UND ANWENDUNG AM KÖRPER

Je nach Farbgebung wird dieser Heilstein mit verschiedenen Chakras assoziiert. Der grüne Apophyllit beispielsweise aktiviert vor allem das Herzchakra und bringt emotionale Heilung und Unterstützung. Der weiße Apophyllit aktiviert hingegen in erster Linie das Stirnchakra; er stärkt die Intuition und fördert das spirituelle Bewusstsein.

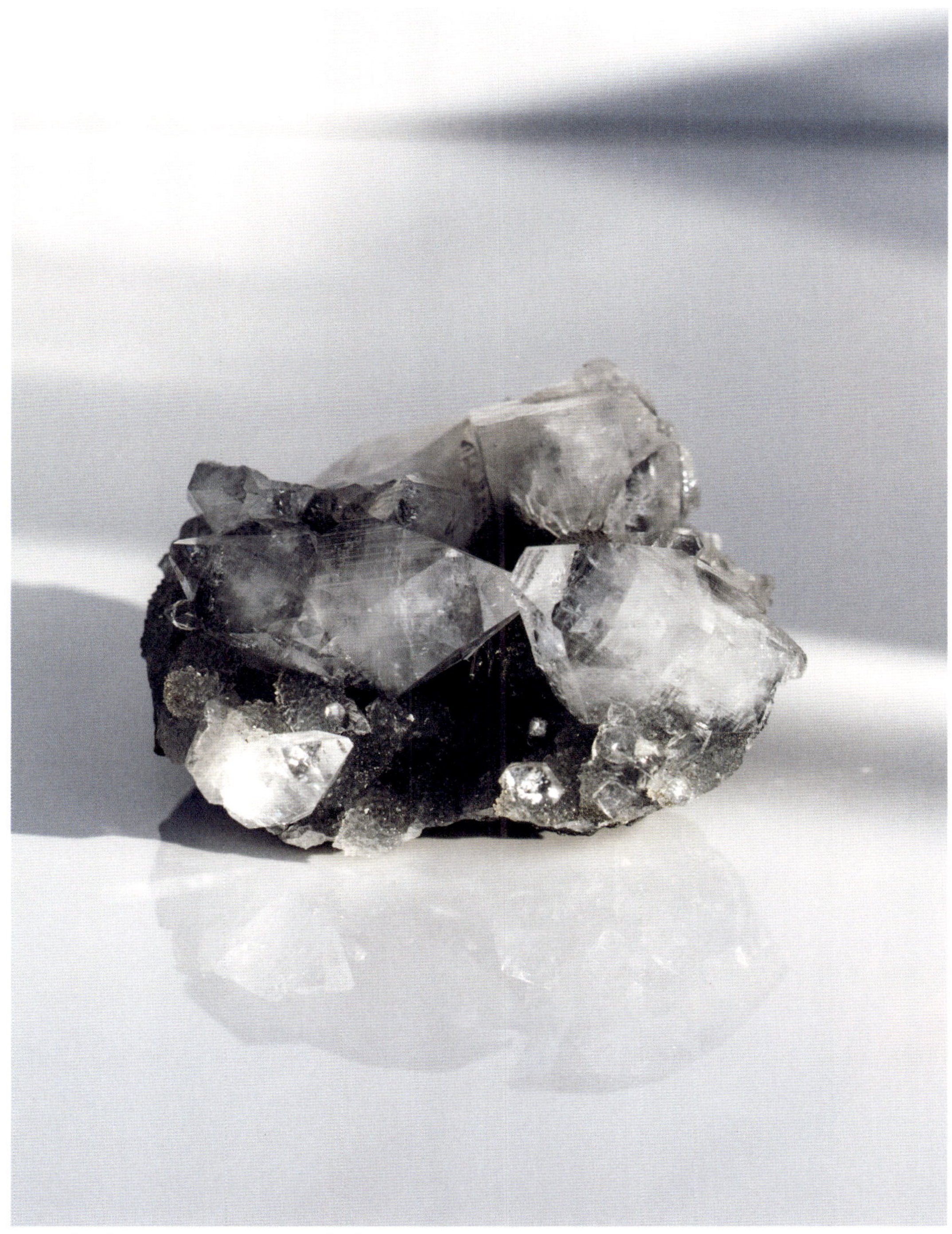

TIPPS Die Meditation mit einem Angelith fördert das persönliche oder spirituelle Wachstum.

Eine Rhodochrosithalskette steigert die Selbstakzeptanz und lindert emotionalen Stress.

Angelith Spirituelles Bewusstsein

Am stärksten wird dieser Heilstein mit dem spirituellen Bewusstsein assoziiert. Wie der Name schon vermuten lässt, ist er mit der Energie des Engelreichs verbunden. Er besitzt eine ungeheuer mächtige Schwingung und lässt uns die eigene Spiritualität entdecken.

FÜHRT ZU/UNTERSTÜTZT

- Spiritualität
- Verständnis/Erkenntnis
- Frieden
- Wohlbefinden
- Intuition

FARBE UND ENTSTEHUNG

Der Angelith ist ein fragiler, blauer Stein, oft weiß gefleckt oder von weißen Adern durchzogen. Der auch blauer Anhydrit genannte Angelith entsteht aus Gips, der seinen Wassergehalt verliert – das griechische *anhydrous* bedeutet »ohne Wasser«.

VORKOMMEN UND GESCHICHTE

Der Stein findet sich in Mexiko, Peru, Großbritannien, Deutschland, Polen und Ägypten. Entdeckt wurde er erst in den 1980er-Jahren in Peru; seitdem ist er jedoch unter Heilern rasch zu einem der beliebtesten Steine aufgestiegen.

ANWENDUNG

Mit seinen Energien des Friedens, Mitgefühls und Verständnisses eignet sich der Angelith hervorragend zum Meditieren. Er fördert die tiefe innere Ruhe und verbindet uns als Talisman mit unseren Geistführern.

VERWENDUNG IN RÄUMEN

Der ruhige und tröstende Angelith hat seinen Platz im Schlafzimmer. Er besänftigt den überaktiven Geist und beugt Schlaflosigkeit vor.

CHAKRAS UND ANWENDUNG AM KÖRPER

Dieser Heilstein aktiviert Kehl-, Stirn- und Kronenchakra. Er regt eine klare Kommunikation sowie die Intuition an.

LINKS Angelith
RECHTS Rhodochrosit

Rhodochrosit Emotionale Heilung

Dieser Stein klärt negative Energien, regt das persönliche Wachstum an und gleicht das Nervensystem aus, was ihn zu einem wunderbaren Instrument der emotionalen Heilung macht. Er ist aufgrund seiner Farbe und seiner heilenden Eigenschaften außerordentlich begehrt und zudem ein Stein des Mitgefühls und der bedingungslosen Liebe.

FÜHRT ZU/UNTERSTÜTZT

- Heilung
- Positivität
- Wandlungsprozesse
- Mitgefühl
- Liebe

FARBE UND ENTSTEHUNG

Der wunderschöne Rhodochrosit entsteht auf vielerlei Weise. Mal zeigt er sich als opake, gebänderte Tafel, mal als funkelnder Cluster und mal als vollkommen durchsichtiger Würfel. Immer jedoch setzt sich seine Farbe aus leuchtenden Rosaschattierungen zusammen.

VORKOMMEN UND GESCHICHTE

Abgebaut wird Rhodochrosit in erster Linie in Argentinien, er findet sich aber auch in den USA, Uruguay, Südafrika und Russland. Entdeckt wurde er wahrscheinlich im 13. Jahrhundert von einem Inkaherrscher, der ihn Inkarose nannte. Die Inka erachteten den Stein als heilig, da sie glaubten, er trage das Blut früherer Herrscher in sich.

ANWENDUNG

Die helle und liebevolle Schwingung des Rhodochrosit ermöglicht es uns, uns unseren Ängsten zu stellen und uns negativer Muster oder Menschen in unserem Leben zu entledigen. Er verhilft diesen Gefühlen während der Meditation sanft an die Oberfläche, sodass wir sie loslassen, heilen und weitermachen können.

VERWENDUNG IN RÄUMEN

Ein Rhodochrosit im Schlafzimmer erzeugt eine nährende und friedvolle Atmosphäre. Er verstärkt die Leidenschaft in einer bereits bestehenden Beziehung oder zieht eine neue Liebe an. Zudem steht er für Hingabe, Kameradschaft und Zuneigung.

CHAKRAS UND ANWENDUNG AM KÖRPER

Der Stein des Nabelchakras lässt Freude, Glück und Fülle ins Leben treten. Er aktiviert auch das Herzchakra und fördert somit die bedingungslose Liebe und die Selbstakzeptanz sowie generell Liebe und Vergebung auf allen Ebenen.

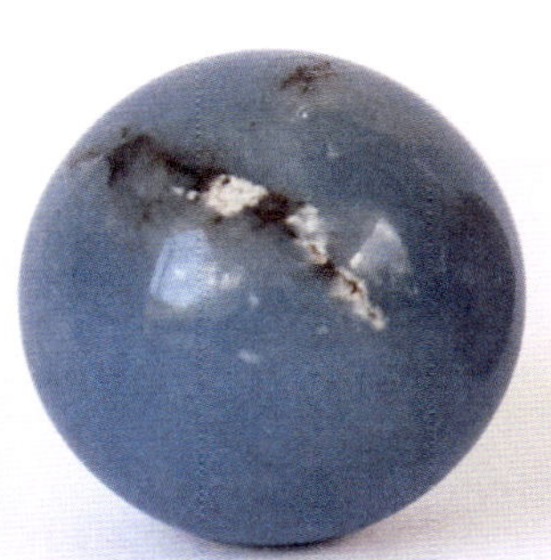

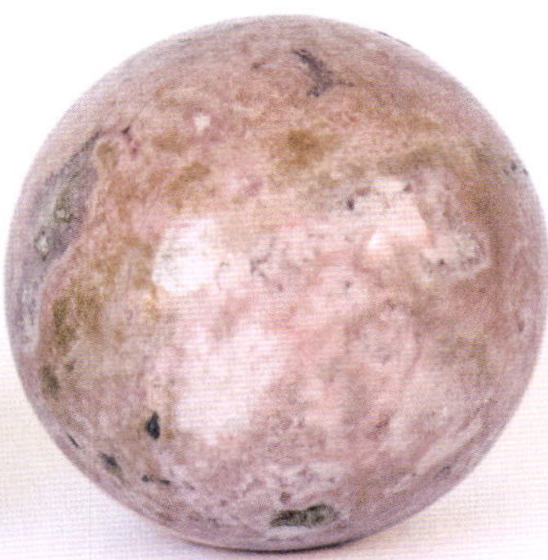

TIPP Ein Elixier mit blauem Spitzenachat (siehe Seite 172) mindert Stress und beruhigt den Geist.

KOMBINIERBAR MIT In Kombination mit dem Amethyst (siehe Seite 122) fördert der blaue Spitzenachat Ruhe und Gelassenheit im häuslichen Umfeld und verstärkt die Kraft heiterer Energien.

Blauer Spitzenachat Frieden

Der blaue Spitzenachat besitzt eine beruhigende Schwingung, die Frieden und Harmonie in alle Lebensbereiche zieht. Der wunderschöne Heilstein fördert emotionale Stabilität, Zuversicht und geistige Klarheit.

FÜHRT ZU/UNTERSTÜTZT

- Frieden
- Harmonie
- Stabilität
- Vertrauen
- Selbstausdruck

FARBE UND ENTSTEHUNG

Dieser Stein zeichnet sich durch sanfte Blau- und Weißtöne aus. Man erkennt ihn auch an seinen einzigartigen Bänderungen und Streifenmustern. Wie viele andere Achate bildet auch er geschichtete Knötchen in vulkanischem Gestein. Durch seine Festigkeit und Haltbarkeit ist er als Schmuckstein und dekorativer Gegenstand außerordentlich beliebt.

VORKOMMEN UND GESCHICHTE

Blauer Spitzenachat findet sich in den USA, Mexiko, Brasilien, Marokko, Namibia und Indien. Entdeckt wurde er in den 1960er-Jahren; seitdem hat er sich aufgrund seiner Schönheit und seiner beruhigenden und erhebenden Energien zu einem begehrten Heilstein gemausert.

ANWENDUNG

Der Stein eignet sich hervorragend zum Meditieren, da er eine sehr friedvolle Schwingung in sich trägt. Er fördert die körperliche und emotionale Heilung sowie die innere Stabilität und die Entspannung.

VERWENDUNG IN RÄUMEN

Der wasserenergetisierende blaue Spitzenachat passt besonders gut ins Badezimmer. Legen Sie ihn in die Nähe des Waschbeckens oder halten Sie ihn beim Baden in der Hand. Dies erzeugt eine beruhigende Atmosphäre und verstärkt gleichzeitig die natürlichen Heilkräfte des Steins.

CHAKRAS UND ANWENDUNG AM KÖRPER

Der blaue Spitzenachat wird vornehmlich mit dem Kehlchakra in Verbindung gebracht. Er fördert den Selbstausdruck und die Kommunikation.

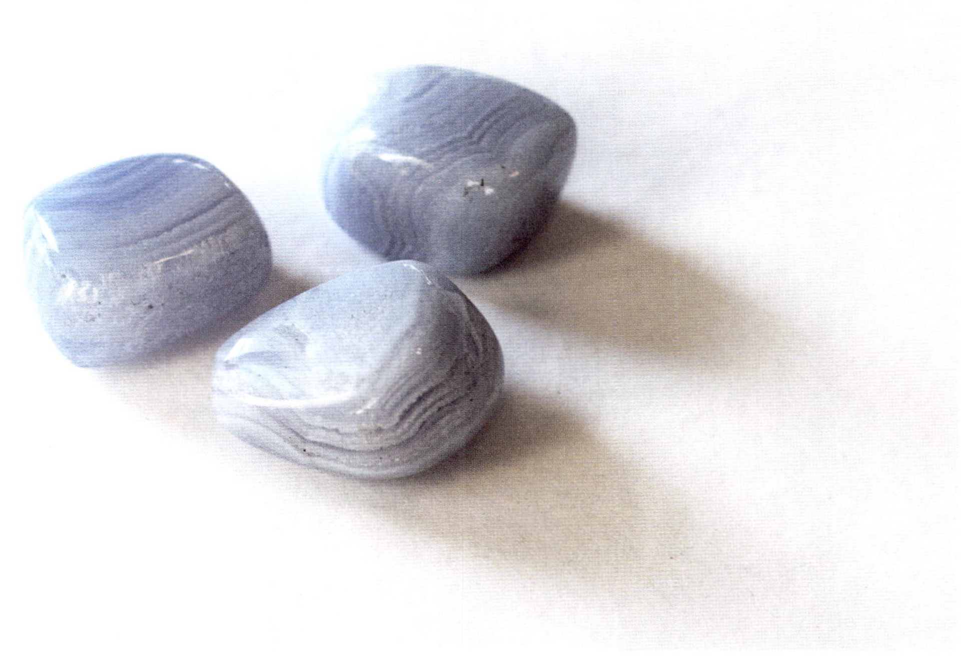

Shungit Ausgeglichenheit

Der Shungit gilt als einer der stärksten Heilsteine unseres Planeten. Man nennt ihn auch Stein des Lebens, da er für emotionale, spirituelle und körperliche Ausgewogenheit sorgt. Der Shungit besitzt zahlreiche wundervolle Eigenschaften; so schenkt er uns etwa emotionale Stabilität, Lebensfreude und Wohlbefinden.

FÜHRT ZU/UNTERSTÜTZT

- Heilung
- Ausgeglichenheit
- Reinheit
- Wohlbefinden
- Vitalität/Lebensfreude

FARBE UND ENTSTEHUNG

Der opake, schwarze Stein zeichnet sich häufig durch eine metallisch glänzende Oberfläche aus. Shungit entwickelt sich in nicht-kristallinen Strukturen, die zu mehr als 90 Prozent aus Kohlenstoff und Fullerenen, starken Antioxidanzien, bestehen.

VORKOMMEN UND GESCHICHTE

Der Stein findet sich überwiegend in Russland und ist sehr alt, wahrscheinlich über zwei Milliarden Jahre. Seit seiner Entdeckung im 18. Jahrhundert wird er in Russland für seine wasserreinigenden Eigenschaften geschätzt. Im ersten russischen Thermalbad, das Peter der Große 1719 gründete, wurde Shungit zum Reinigen des Quellwassers benutzt, damit die Menschen gefahrlos darin baden konnten.

ANWENDUNG

Am besten eignet sich der Stein als Bestandteil eines Elixiers (siehe Seite 172). Wenn Sie ihn in Wasser legen, reinigt er dieses und lädt es mit seiner heilenden Schwingung auf. Wenn Sie das Wasser trinken, entgiftet es den Körper und soll sogar das Zellwachstum fördern.

VERWENDUNG IN RÄUMEN

Verwenden Sie Shungit im Badezimmer als Teil Ihrer Schönheitsrituale. Der Stein wirkt sich bekanntermaßen ausgesprochen positiv auf die Haut aus; ein Reinigungswasser mit Shungit sorgt für einen klaren, jugendlich frischen Teint.

CHAKRAS UND ANWENDUNG AM KÖRPER

Der Shungit gleicht alle sieben Chakras aus, am engsten ist er jedoch mit dem Wurzelchakra verbunden. Er schenkt uns Stabilität, Energie und Vitalität.

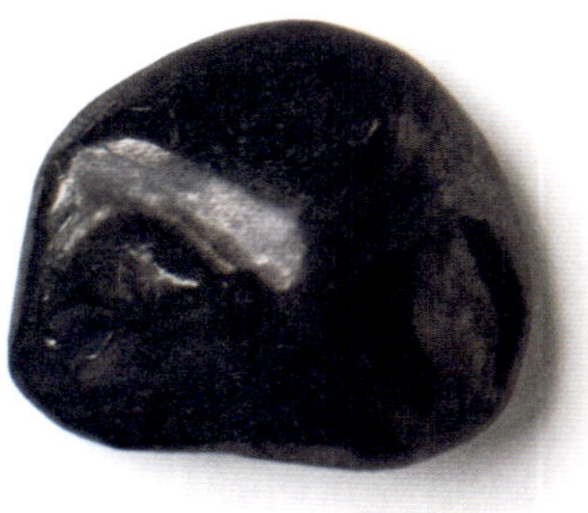

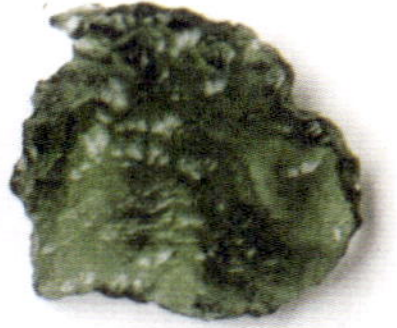

Moldavit Innere Heilung

Der seltene und wirkmächtige Stein trägt die intensive Energie der inneren Heilung und Transformation in sich. Er beschleunigt das spirituelle Wachstum, erhöht das Bewusstsein und bringt so positive Veränderungen in alle Lebensbereiche. Zudem erhöht der Moldavit die Schwingungen der Steine in seiner Umgebung und fördert damit unser körperliches, emotionales und spirituelles Wohlbefinden.

FÜHRT ZU/UNTERSTÜTZT

- Energie
- Heilung
- Wandlungsprozesse
- Spiritualität
- Schutz

FARBE UND ENTSTEHUNG

Der wunderschöne, glasähnliche, olivgrüne Stein entwickelt sich häufig in kleinen, durchsichtigen Stücken mit einzigartigen Markierungen – das Ergebnis einer millionenjahrelangen natürlichen Erosion.

VORKOMMEN UND GESCHICHTE

Der Moldavit ist ein natürliches Glas, ein sogenannter Tektit, und stammt aus der Tschechischen Republik. Er soll während eines Meteoriteneinschlags vor rund 14,8 Millionen Jahren entstanden sein. Früher galt er als mystischer Stein, der der tschechischen Folklore zufolge Harmonie und Glück brachte. Auch heute noch glauben viele Heiler, der Moldavit besitze extraterrestrische Energien.

LINKS Shungit
RECHTS Moldavit

ANWENDUNG

Während einer Meditation hebt der Moldavit das spirituelle Bewusstsein und unterstützt Wandlungsprozesse. Er hilft uns beim Entwickeln übernatürlicher Fähigkeiten – etwa der Intuition – und sorgt für tief gehende, eindrucksvolle Erfahrungen.

VERWENDUNG IN RÄUMEN

Am besten aufgehoben ist dieser Heilstein in den Gemeinschaftsbereichen des Heims. Im Esszimmer oder in der Küche fördert er Gesundheit und Vitalität. Als Stein des Wachstums und der Erneuerung eignet er sich besonders gut für kleinere Kinder.

CHAKRAS UND ANWENDUNG AM KÖRPER

In erster Linie wird der Moldavit mit dem Kronen-, dem Stirn- und dem Herzchakra assoziiert. Er schenkt uns Einsicht und Führung und verhilft uns zu einem ganz eigenen Verständnis von Spiritualität.

TIPPS Ein Shungit in einem reinigenden Gesichtswasser sorgt für einen frischen Teint.

Beim Tragen verstärken sich die Wirkungen des Moldavits, die vor negativer Energie schützen.

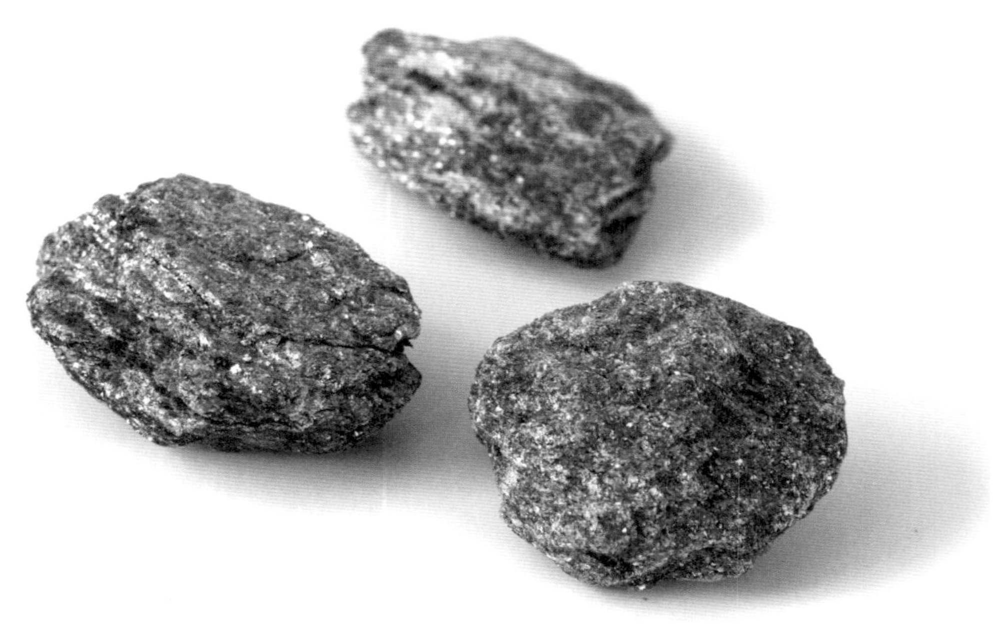

TIPP Zu einem Muster gelegt (siehe Seite 174) lädt der Fuchsit Glück und Wohlbefinden in die häusliche Umgebung ein.

KOMBINIERBAR MIT In Kombination mit dem Lepidolith (siehe Seite 128) verstärkt der Fuchsit Liebe, Freude und emotionale Heilung.

Fuchsit Heilung

Der »Stein der Heiler« besitzt ausgeprägte heilende Schwingungen, die Kraft schenken und für Wohlbefinden sorgen. Der Fuchsit beseitigt Energieblockaden und fördert in stressigen Zeiten die Widerstandskraft.

FÜHRT ZU/UNTERSTÜTZT

- Heilung
- Widerstandskraft
- Wohlbefinden
- Freude
- Verjüngung

FARBE UND ENTSTEHUNG

Der Fuchsit entsteht in opaken Schichten und nimmt schillernde Grünschattierungen an, die oft wie ein Brillant funkeln.

VORKOMMEN UND GESCHICHTE

Der Stein findet sich in Brasilien, Simbabwe, Indien und Russland. In der afrikanisch-brasilianischen Tradition gilt er als Geschenk der Seegöttin Lemanja.

ANWENDUNG

Am besten entfalten sich die heilenden Eigenschaften des Steins, wenn Sie ihn bei sich tragen. Der Fuchsit sorgt für körperliche und emotionale Ausgeglichenheit und zieht Glück sowie Zufriedenheit in alle Bereiche des Lebens.

VERWENDUNG IN RÄUMEN

Ein Fuchsit im Schlafzimmer fördert die Entspannung und einen erholsamen Schlaf. Wenn Sie sich diesen Stein nachts unter Ihr Kopfkissen legen, wachen Sie am nächsten Morgen erfrischt und zufrieden auf.

CHAKRAS UND ANWENDUNG AM KÖRPER

Der Fuchsit ist vor allem mit dem Herzchakra verbunden. Er schenkt uns ein leichtes Herz und Mitgefühl.

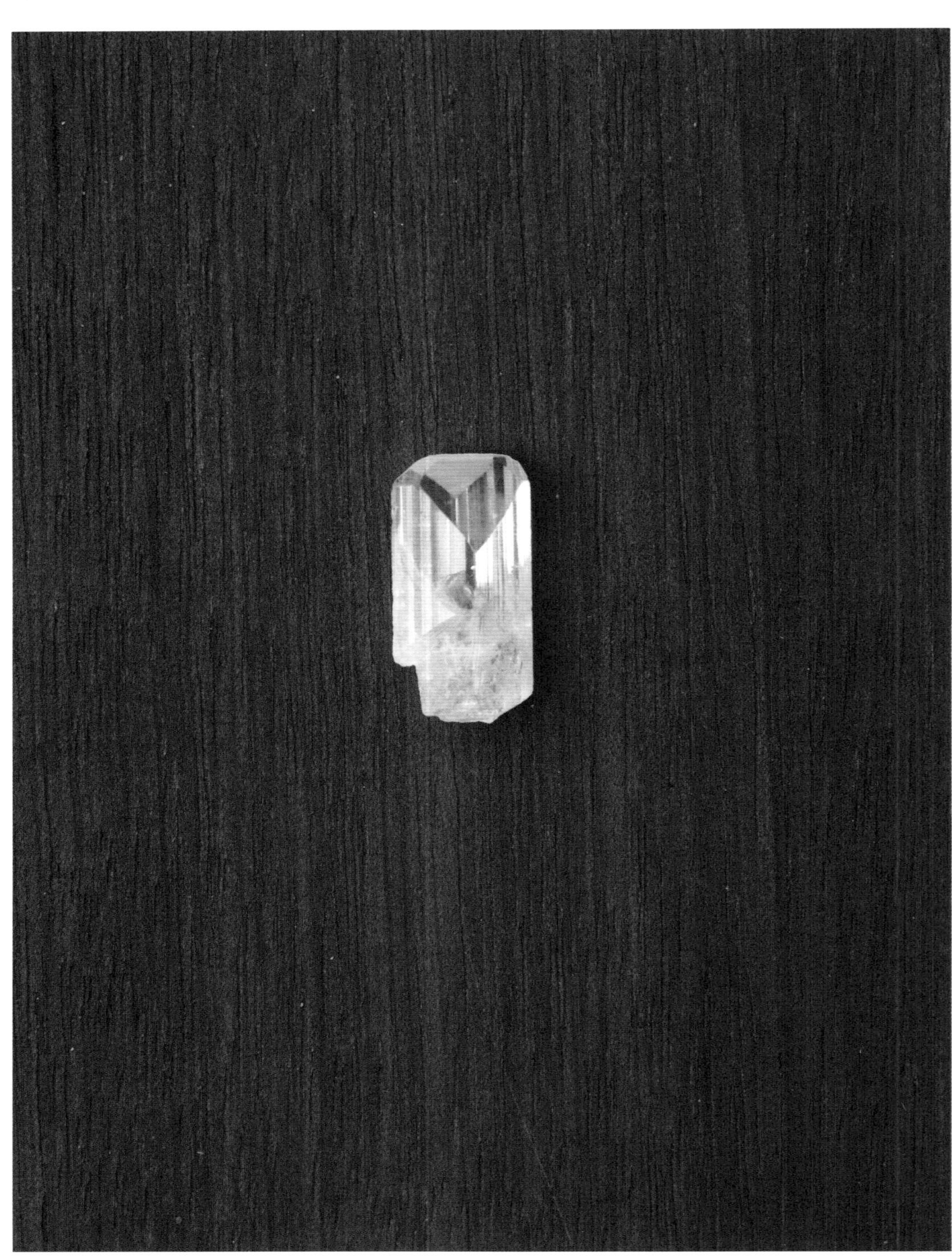

Danburit Innere Führung

Die erhebende Energie des Danburit hilft bei der emotionalen Heilung, mindert Stress und löst Angst. Der Stein der Weisheit und inneren Führung erhöht das Bewusstsein und verstärkt die Intuition.

FÜHRT ZU/UNTERSTÜTZT

- Ausgeglichenheit
- Heilung
- Erleuchtung
- Liebe
- Harmonie

FARBE UND ENTSTEHUNG

Die Danburitkristalle haben eine prismatische Form und sind entweder durchsichtig oder durchscheinend. Sie können farblos sein oder Pastelltöne von Rosa oder Gelb aufweisen.

VORKOMMEN UND GESCHICHTE

Man fand den Stein 1839 in Danbury, Connecticut, und benannte ihn nach seinem Fundort. Heute wird er auch in Mexiko, Russland, Myanmar und Japan abgebaut.

ANWENDUNG

Der Danburit eignet sich gut für die Meditation, insbesondere wenn Sie an Angstgefühlen leiden. Der Stein entspannt den Geist und bringt uns in einen intensiven meditativen Zustand. Wenn Sie zurzeit emotionale Veränderungen durchmachen, erleichtert der Danburit den Prozess und fördert Gefühle der Selbstliebe und der (Selbst-)Akzeptanz.

VERWENDUNG IN RÄUMEN

Ein Danburit im Schlafzimmer zieht positive Energien in diesen Raum. Wenn Sie mit Schlaflosigkeit zu kämpfen haben, beruhigt der Stein Geist, Herz und Emotionen, was Sie wieder erdet und zentriert.

CHAKRAS UND ANWENDUNG AM KÖRPER

In spiritueller Hinsicht öffnet der Danburit das dritte Auge und damit das Stirn- sowie das Kronenchakra. Er sorgt für Harmonie, ein erhöhtes Bewusstsein und eine verbesserte Intuition. Zudem aktiviert der Heilstein das Herzchakra; mit ihm können wir dem, was wir im Herzen tragen, Ausdruck verleihen, er steigert unsere Fähigkeit zu vergeben und uns selbst zu lieben.

TIPP Als Bestandteil eines Raumsprays (siehe Seite 173) entgiftet und reinigt der Danburit unsere unmittelbare Umgebung.

KOMBINIERBAR MIT Der Danburit harmoniert sehr gut mit dem Kunzit (siehe Seite 72). Gemeinsam ziehen sie bedingungslose Liebe und Heilung an.

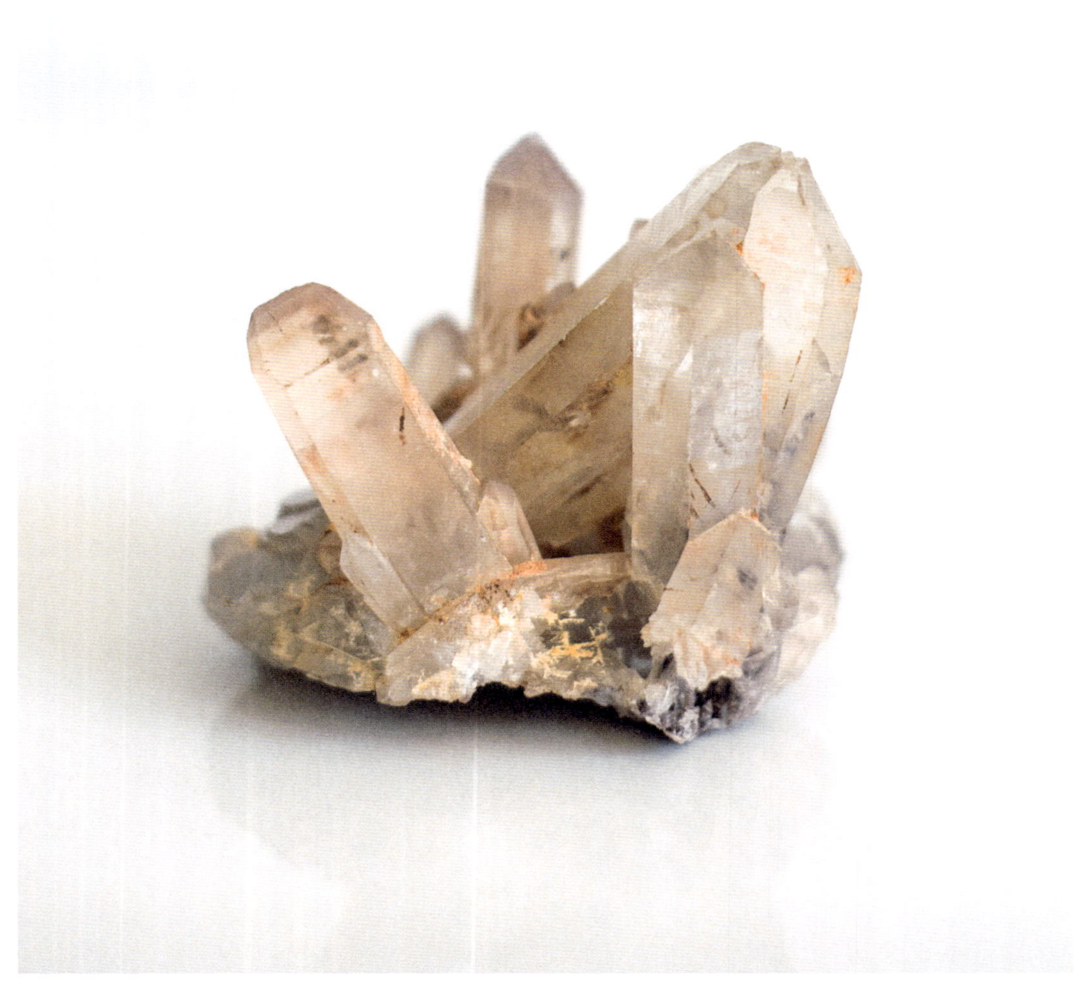

TIPP Zu Hause zu einem Muster gelegt (siehe Seite 174) schenkt uns Lithiumquarz Harmonie und Ausgewogenheit. So verbessert er die Dynamiken innerhalb der Familie und in anderen Beziehungen.

KOMBINIERBAR MIT Gemeinsam sind Lithium- und Rosenquarz (siehe Seite 64) ein unschlagbares Duo mit intensiven herzheilenden Eigenschaften. Mit diesen Heilsteinen können wir uns aus negativen Beziehungen lösen, und sie stehen uns auch bei Trauer und Verlust bei.

Lithiumquarz Ruhe und Gelassenheit

Lithiumquarz ist vor allem aufgrund seiner metaphysischen Eigenschaften beliebt. Das natürliche Antidepressivum besitzt eine liebliche, beruhigende Energie, die Spannungen löst und Ängste sowie depressive Verstimmungen lindert. Der sanfte Heiler fördert Zufriedenheit und innere Ruhe, er schenkt uns Harmonie und Ausgeglichenheit.

FÜHRT ZU/UNTERSTÜTZT

- Heilung
- Ausgeglichenheit
- Harmonie
- Frieden
- Gelassenheit

FARBE UND ENTSTEHUNG

Lithiumquarz besteht aus Bergkristall mit violetten, rosafarbenen oder grauen Lithiumeinschlüssen und entwickelt sich als durchscheinende oder opake Spitzen und Cluster.

VORKOMMEN UND GESCHICHTE

Lithiumquarz kommt ausschließlich in Brasilien vor. Viele Jahre lang galt der Stein als Symbol von Luxus, Intuition und Spiritualität. Heute soll er als sogenannter Wächterstein seinen Besitzer sowie dessen Familie vor Schaden bewahren und auch Heim und Wertsachen schützen.

ANWENDUNG

Lithiumquarz eignet sich insbesondere für die Meditation und die Selbstheilung. Der Stein fördert sanft unterdrückte Gefühle zutage und führt so zum Erkennen schädlicher Bindungen und vergangener Traumata.

VERWENDUNG IN RÄUMEN

Ein Lithiumquarz im Schlafzimmer hilft vor dem Zubettgehen bei der Entspannung und Zentrierung. Unter dem Kopfkissen sorgt der Stein bei Kindern und Erwachsenen für einen erholsamen Schlaf.

CHAKRAS UND ANWENDUNG AM KÖRPER

Lithiumquarz wird in erster Linie mit dem Herzchakra assoziiert. Als Meditationshilfe arbeitet der Stein aber auch eng mit dem Stirnchakra zusammen, wo er die Praxis vertieft und den Geist von Ablenkungen fernhält.

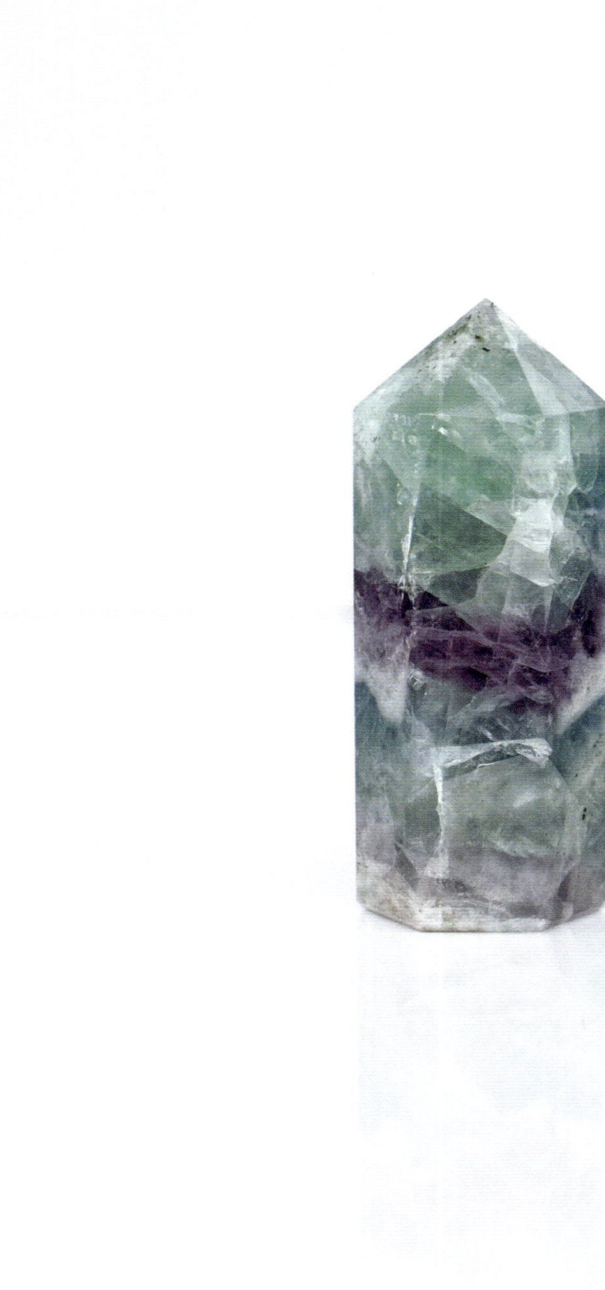

Fluorit Konzentration

Die beruhigende, stabilisierende Energie des Fluorit schenkt uns geistige Klarheit und Konzentration. Der mit Erfolg und Leistung assoziierte Stein ermöglicht es uns, neue Informationen rasch aufzunehmen und kreative Ideen frei fließen zu lassen. Der Fluorit säubert seine Umgebung von chaotischen Energien und eignet sich deshalb perfekt für Schüler und Studenten.

FÜHRT ZU/UNTERSTÜTZT

- Fokussierung
- Konzentration
- Klarheit
- Erfolg
- Stabilität

FARBE UND ENTSTEHUNG

Der Stein bildet kubische Formationen, die meist durchsichtig sind und an ihrer Oberfläche zarte Markierungen aufweisen. Am häufigsten sind leuchtende Grün- oder Violettschattierungen, doch treten auch andere Farben wie Rosa, Blau, Gelb oder Rot auf.

VORKOMMEN UND GESCHICHTE

Fluorit findet sich in den USA, Mexiko, Peru, Großbritannien, Deutschland und China. Früher galt er überwiegend als Schmuckstein und wurde oft in Amulette, Statuen und dekorative Gegenstände eingearbeitet. Im 18. Jahrhundert verschrieb man pulverisierten und mit Wasser vermischten Fluorit bei Nierenerkrankungen.

ANWENDUNG

Der Fluorit hilft uns dabei, organisiert und konzentriert zu bleiben. Halten Sie den Stein, wenn Sie sich überfordert oder gestresst fühlen, dann schenkt er Ihnen den ganzen Tag über einen klaren und ruhigen Kopf.

VERWENDUNG IN RÄUMEN

Ein Fluorit am Arbeitsplatz, vor allem in der Nähe des Computers, hilft gegen Elektrosmog. Er reinigt den Raum und fördert das klare Denken sowie eine verbesserte Konzentrationsfähigkeit.

CHAKRAS UND ANWENDUNG AM KÖRPER

Violettfarbener Fluorit energetisiert das Stirnchakra und fördert Intuition, Weisheit und Spiritualität. Grüner Fluorit pflegt das Herzchakra; er lindert emotionale Traumata und öffnet das Herz, während er Geist und Gefühle im Gleichgewicht hält.

TIPP Ein kleiner Fluorit unter dem Kopfkissen oder auf dem Nachttisch vertreibt negative Energien. Dies beugt Albträumen, Schlaflosigkeit und Schlafparalyse vor.

KOMBINIERBAR MIT Wenn Sie Fluorit mit Aventurin (siehe Seite 86) kombinieren, zieht dies Wohlstand und Fülle in Ihr Leben.

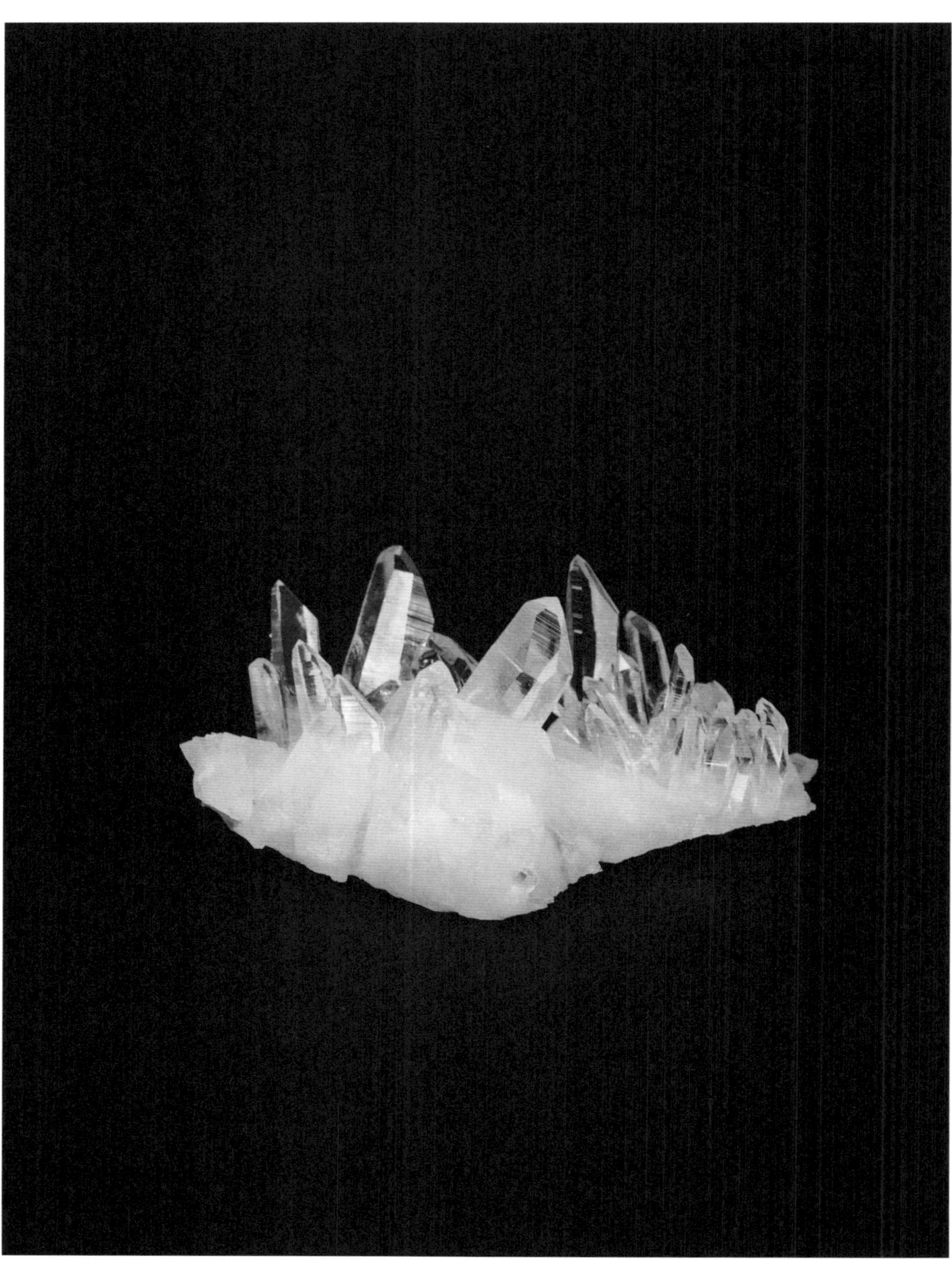

TIPP Das Tragen eines Bergkristalls schützt vor negativer Energie und hilft uns beim Erfüllen unserer Wünsche.

KOMBINIERBAR MIT Der Bergkristall verstärkt die Energie aller anderen Heilsteine und kann deshalb auch mit jedem anderen beliebigen Heilstein kombiniert werden.

Bergkristall Energie

Bergkristall gilt als wirksamster Energieverstärker unseres Planeten. Der »Meisterheiler« besitzt eine hohe Schwingung der Positivität. Der ausgesprochen vielseitige Stein kann beinahe überall zum Einsatz kommen und ist deshalb bei energetischen Heilern besonders beliebt.

FÜHRT ZU/UNTERSTÜTZT

- Energie
- Inspiration
- Kraft
- Heilung
- Wunscherfüllung

FARBE UND ENTSTEHUNG

Der Stein entwickelt wunderschöne durchsichtige oder durchscheinende Kristallspitzen verschiedener Größen und Formen. Meist bildet er auch Cluster.

VORKOMMEN UND GESCHICHTE

Bergkristall findet sich auf fast jedem Kontinent der Erde, er gehört zu den am häufigsten vorkommenden Mineralien überhaupt. Seit Tausenden von Jahren gilt er in zahlreichen Kulturen als höchst wirksame Kraftquelle. Im alten Rom glaubte man, die Kristalle seien verfestigtes Wasser, und vor allem im Sommer schätzte man Bergkristall aufgrund seiner kühlenden Eigenschaften.

ANWENDUNG

Dies ist der perfekte Stein zum Legen von Mustern (siehe Seite 174). Platzieren Sie einen Bergkristall in jeder Ecke Ihres Hauses oder Ihrer Wohnung, um das Eindringen negativer Energien zu verhindern.

VERWENDUNG IN RÄUMEN

Der Bergkristall eignet sich für jeden Raum. Er verstärkt die positive Energie im ganzen Haus und erfasst alles in seiner Umgebung mit einer liebevollen und heilenden Schwingung.

CHAKRAS UND ANWENDUNG AM KÖRPER

Der dem Kronenchakra zugeordnete Heilstein fördert persönliches Wachstum und spirituelles Bewusstsein.

Sodalith Anregung des Intellekts

Der Sodalith ist ein wundervoller Stein für den Geist. Er stärkt den Intellekt, klärt Verwirrungen und gleicht die Gefühle aus. Mit seiner ruhigen, stabilen Energie erhöht er das Bewusstsein und vertieft die Meditation. Zudem unterstützt er Inspiration und Kreativität.

FÜHRT ZU/UNTERSTÜTZT

- Intuition
- Intelligenz
- Kreativität
- Inspiration
- Fokussierung

FARBE UND ENTSTEHUNG

Den opaken Stein erkennt man an seiner königsblauen Farbe mit den weißen Kalzitadern. Er kommt aber auch in den Farbvarianten Orange, Rosa, Grün und Gelb vor. Ebenfalls typisch für den Sodalith ist sein gläsern anmutender Schimmer.

VORKOMMEN UND GESCHICHTE

Sodalith findet sich vor allem in den USA, Kanada, Brasilien, Grönland, Rumänien und Russland. Entdeckt wurde er 1811 in Grönland, ein größeres Vorkommen fand man 1891 auch in der kanadischen Provinz Ontario. Berühmt wurde die Princess Sodalite Mine, die 1901 nach der damaligen Princess of Wales benannt wurde, spätere Queen Mary, die Frau von König Georg V. Sie war von der Schönheit des Steins so gefesselt, dass sie 1906 130 Tonnen Sodalith nach England verschiffen ließ, um ihre Residenz in London, Marlborough House, damit verzieren zu lassen.

ANWENDUNG

Während der Meditation beruhigt der Sodalith den Geist und hält ihn von Ablenkungen fern. Er verhilft uns zu einem tieferen spirituellen Verständnis und unterstützt die Entwicklung der Intuition.

VERWENDUNG IN RÄUMEN

Ein Sodalith im Büro oder am Arbeitsplatz, insbesondere in der Nähe des Computers, schützt vor Elektrosmog. Der Stein fördert zudem die Kreativität sowie die Konzentrationsfähigkeit, weshalb er sich vor allem für Menschen eignet, die kreativ arbeiten.

CHAKRAS UND ANWENDUNG AM KÖRPER

Der Heilstein energetisiert das Kehlchakra und sorgt für eine offene Kommunikation, für Wahrhaftigkeit und für einen positiven Selbstausdruck.

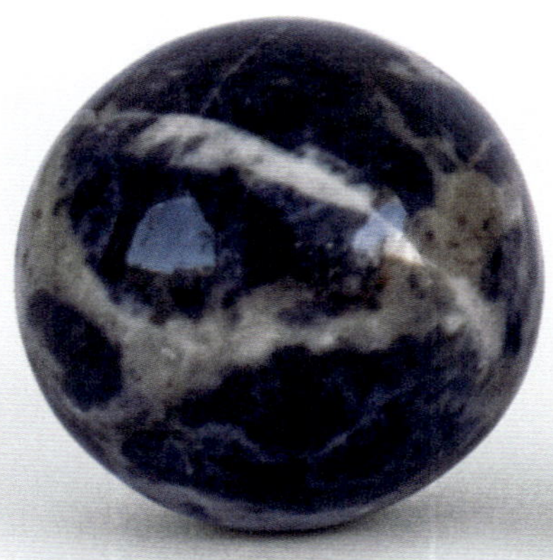

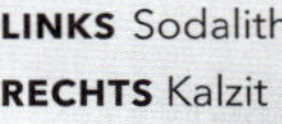

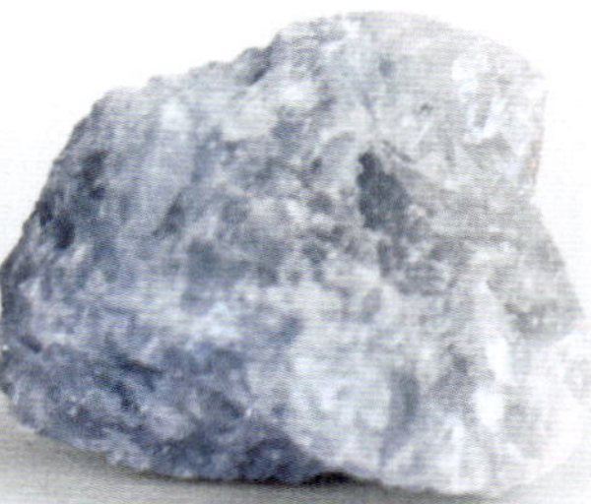

LINKS Sodalith
RECHTS Kalzit

TIPPS Das Tragen dieses Heilsteins erdet uns und bringt uns in unsere Mitte. Es steigert die geistige Klarheit und die Motivation.

Ein Elixier mit Kalzit (siehe Seite 172) reinigt körperlich und energetisch.

Kalzit Positive Energie

Der wirkmächtige Energieverstärker wandelt stagnierende oder negative Schwingungen in seiner Umgebung um. Der Kalzit erhöht das Bewusstsein und fördert das spirituelle Wachstum, was ihn zu einem effektiven Werkzeug für die emotionale Heilung und die persönliche Entwicklung macht.

FÜHRT ZU/UNTERSTÜTZT

- Energie
- Heilung
- Motivation
- Vitalität/Lebensfreude
- Vertrauen/Zuversicht

FARBE UND ENTSTEHUNG

Der durchsichtige oder opake Stein kommt in verschiedenen Formen vor. Er kann blau, grün, gelb, braun, orange, rot, rosa oder weiß sein.

VORKOMMEN UND GESCHICHTE

Der Kalzit ist einer der verbreitetsten Steine weltweit und findet sich beispielsweise in den USA, Mexiko, Peru, Brasilien, Island, Großbritannien, Belgien und Rumänien. Die alten Ägypter nutzten ihn zum Beseitigen von Energieblockaden im Körper und zum Verzieren der Königsgräber.

ANWENDUNG

Der Heilstein mindert Stress und steigert Motivation sowie Energie. Zudem wirkt er kommunikationsfördernd und schenkt Inspiration bei kreativen Blockaden.

VERWENDUNG IN RÄUMEN

Der Kalzit reinigt und energetisiert jeden Raum. Ins Büro bringt er Fülle und Glück, im Schlafzimmer sorgt er für Frieden und Ruhe.

CHAKRAS UND ANWENDUNG AM KÖRPER

Je nach Variante des Steins aktiviert er verschiedene Chakras. Der durchsichtige oder weiße Kalzit etwa ist dem Kronenchakra zugeordnet, er führt zu einem spirituellen und höheren Bewusstsein. Der orangefarbene Kalzit wird mit dem Wurzel- und dem Sakralchakra assoziiert, er sorgt entsprechend für Ausgeglichenheit, Kreativität und Leidenschaft.

TIPP Die Meditation mit diesem Heilstein führt zu tiefem inneren Frieden und verleiht den Intentionen Kraft.

KOMBINIERBAR MIT Jaspis und Karneol (siehe Seite 116) sind ein unschlagbares Duo für Leidenschaft, Kreativität und Vitalität.

Jaspis Erdende Energie

Mit seiner erdenden und friedvollen Energie ist der Jaspis ein sehr nährender Heilstein. Er sorgt für Ausgeglichenheit und Einigkeit und reduziert Stress sowie Angst. Der Stein der Lebensfreude erhöht das Energieniveau und fördert Willenskraft und Selbstvertrauen.

FÜHRT ZU/UNTERSTÜTZT

- Ausgeglichenheit
- Vertrauen/Zuversicht
- Energie
- Vitalität/Lebensfreude
- Mut

FARBE UND ENTSTEHUNG

Der opake Stein tritt in verschiedenen Farbvarianten auf, meist besitzt er ein einzigartiges Muster. Die erdigen Töne variieren von Blau, Grün und Gelb über Rot und Rosa bis zu Weiß und Braun.

VORKOMMEN UND GESCHICHTE

Jaspis findet sich überall auf der Welt, kommt aber besonders häufig in Indien und Australien vor. Früher nahm er in vielen Kulturen und Religionen einen wichtigen Platz ein. Den Schamanen der amerikanischen Ureinwohner galt er als Symbol für Mutter Erde; sie nutzten seine heilenden Energien, um Kraft und Vitalität zu steigern.

ANWENDUNG

Tragen Sie Jaspis, um zu mehr geistiger Klarheit zu gelangen und sich vor negativer Energie zu schützen. Der Stein erdet und zentriert uns, während er gleichzeitig Selbstvertrauen und Mut steigert. Zudem schenkt uns der Jaspis in stressigen Zeiten Stabilität und Sicherheit.

VERWENDUNG IN RÄUMEN

Der Stein eignet sich für alle Räume des Hauses. Im Schlafzimmer fördert er Zufriedenheit, Leidenschaft und Harmonie in Beziehungen. Im Büro oder am Arbeitsplatz bringt er Energie, Motivation und Inspiration.

CHAKRAS UND ANWENDUNG AM KÖRPER

Alle Jaspisvarietäten tragen die erdenden und stabilisierenden Energien von Mutter Erde in sich, weshalb sie sich besonders zur Aktivierung des Wurzelchakras anbieten.

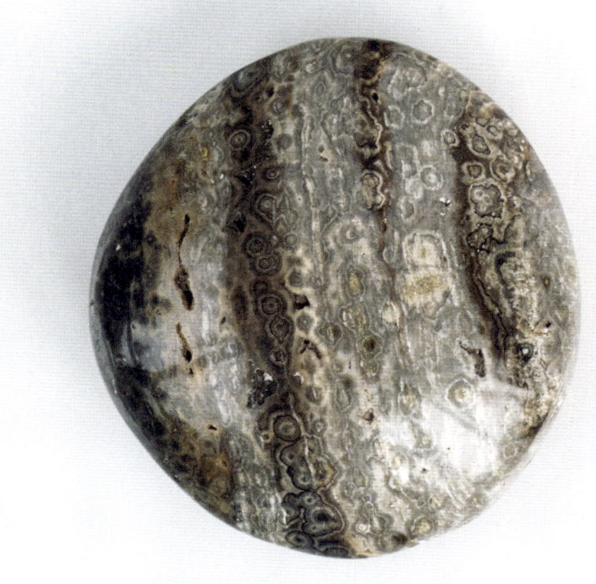

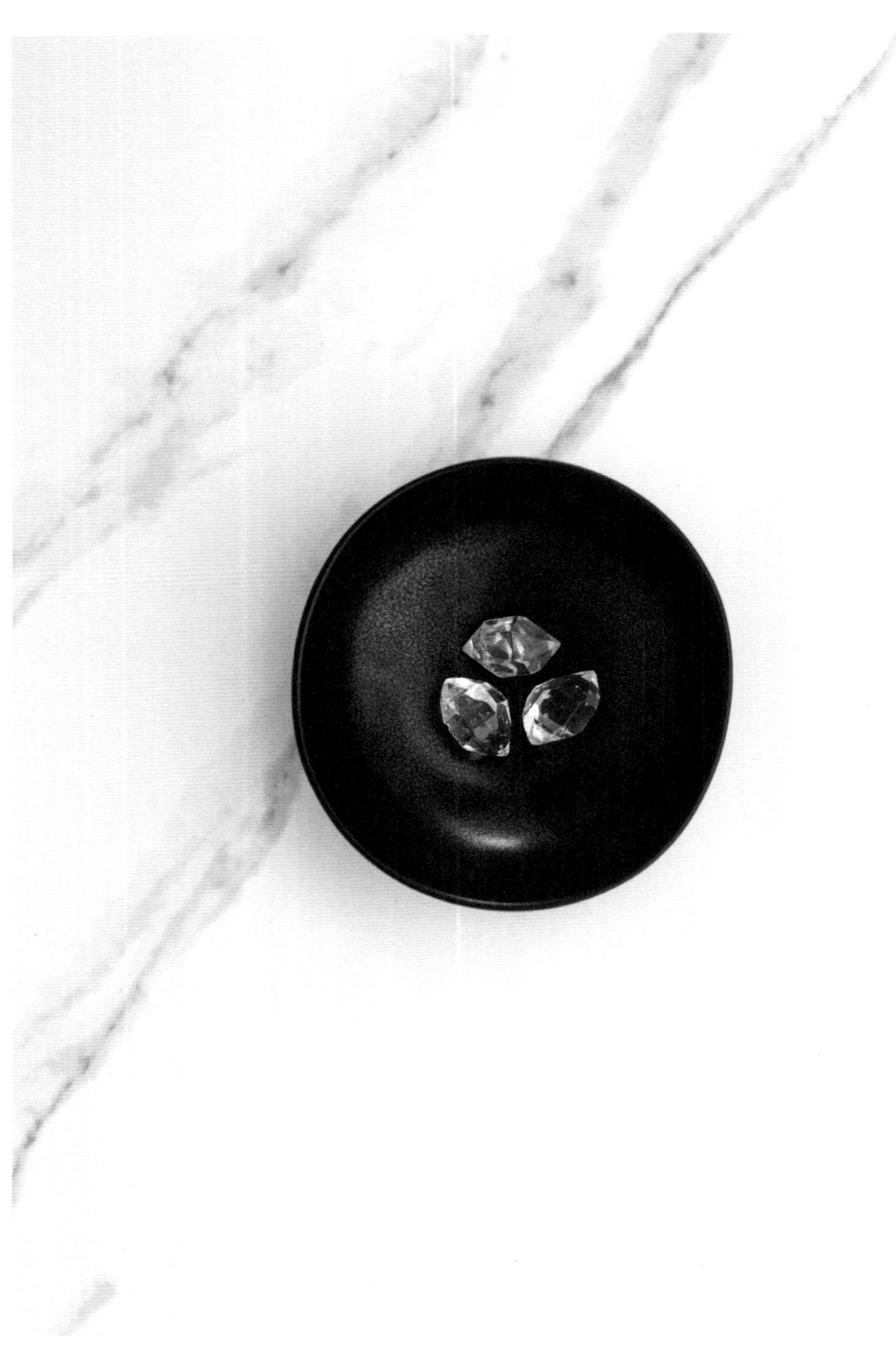

Herkimer Diamant Erhebende Energie

Herkimer Diamanten sind wunderschöne Heilsteine mit einer hohen Schwingung, die eine erhebende und spirituelle Energie vermitteln. Zudem sind sie für ihre wirkungsvollen reinigenden Eigenschaften bekannt und als Steine, die vor negativer Energie schützen, sehr beliebt.

FÜHRT ZU/UNTERSTÜTZT

- Spiritualität
- Reinheit
- Klarheit
- Intuition
- Energie

FARBE UND ENTSTEHUNG

Der Herkimer Diamant ist eine sehr seltene Varietät natürlichen doppelendigen – an beiden Enden spitz zulaufenden – Quarzes. Er kann durchscheinend mit rauchiger Tönung oder absolut klar und funkelnd sein.

VORKOMMEN UND GESCHICHTE

Dieser Stein kommt überwiegend in den USA vor, wurde aber auch schon in Kanada, Mexiko, Norwegen, Spanien und China gefunden. Seinen Namen verdankt er dem Ort, an dem er zuerst entdeckt wurde: der kleinen Stadt Little Falls im Herkimer County im Bundesstaat New York.

ANWENDUNG

Die höchst spirituelle Schwingung dieses Steins macht ihn zum idealen Hilfsmittel bei der Meditation. Er verstärkt die Intuition und ganz allgemein die spirituelle Energie. Besonders bewährt hat er sich bei der Heilung emotionaler Traumata; er ist in schwierigen Zeiten ein wertvoller Begleiter.

VERWENDUNG IN RÄUMEN

Ein Herkimer Diamant im Schlafzimmer hält das Energiefeld frei von Verunreinigungen und füllt es stattdessen mit hellen, erhebenden Schwingungen. Darüber hinaus fördern die Steine das hellsichtige Träumen.

CHAKRAS UND ANWENDUNG AM KÖRPER

Herkimer Diamanten sind in erster Linie mit dem Stirn- und dem Kronenchakra verbunden. Durch sie regen sie die spirituelle Entwicklung an und fördern die emotionale Heilung.

TIPP Verwenden Sie Herkimer Diamanten zum Legen von Mustern (siehe Seite 174), um Positivität, Helligkeit und Heilung in Ihr Leben einzuladen.

KOMBINIERBAR MIT Gemeinsam mit dem Kunzit (siehe Seite 72) erzeugt der Herkimer Diamant eine helle und liebevolle Atmosphäre, in der persönliche Entwicklung und spirituelle Transformation leichtfallen.

Vanadinit Vitalität und Lebensfreude

Der Vanadinit steigert Kreativität, Energie und Vitalität. Er schenkt uns innere Stärke und Stabilität und bietet uns in anstrengenden Zeiten Unterstützung und Sicherheit. Darüber hinaus zieht er Zufriedenheit, Glück, Fülle und Erfolg an.

FÜHRT ZU/UNTERSTÜTZT

- Energie
- Kreativität
- Vitalität/Lebensfreude
- Stärke
- Leidenschaft

FARBE UND ENTSTEHUNG

Der Vanadinit entwickelt kleine, sechseckige Kristalle, die sich in Clustern auf einer Matrix bilden, einem feinkörnigeren Material, in das größere Kristalle eingebettet sind. Er ist durchscheinend oder opak und weist häufig leuchtende Rot- und Orangetöne auf.

VORKOMMEN UND GESCHICHTE

Erstmals entdeckt wurde der Vanadinit im 19. Jahrhundert, er kommt in den USA, Mexiko, Marokko und Südafrika vor. Aufgrund seiner leuchtenden Farbe, seiner Struktur und seiner Heilqualitäten ist er bei Sammlern und Heilern sehr beliebt.

ANWENDUNG

Dieser Heilstein bietet sich vor allem für die Meditation an. Seine beruhigende und erdende Energie führt zu tiefem inneren Frieden und ermöglicht es uns so, zentriert und fokussiert zu bleiben.

VERWENDUNG IN RÄUMEN

Im Büro oder am Arbeitsplatz verleiht der Vanadinit Organisationstalent, körperliche Energie und geistige Klarheit. Er steigert Kreativität und Motivation, während er den Geist vor Ablenkungen schützt.

CHAKRAS UND ANWENDUNG AM KÖRPER

Insbesondere das Wurzel- und das Sakralchakra profitieren von diesem Heilstein. Durch die erdende Energie schenkt er Geborgenheit und Ausgeglichenheit, zudem fördert er Vitalität, Vertrauen, Zuversicht und Selbstausdruck.

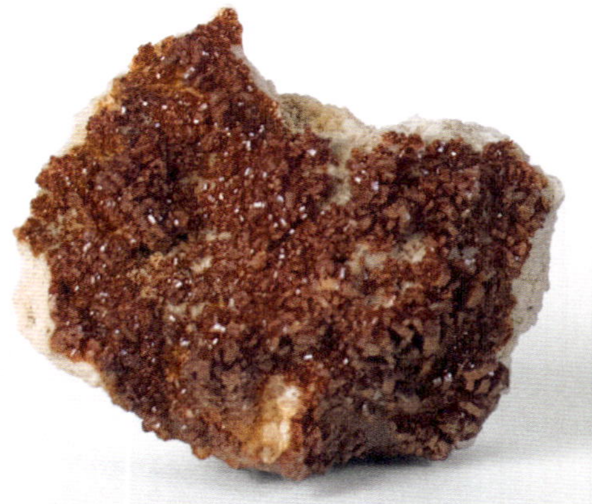

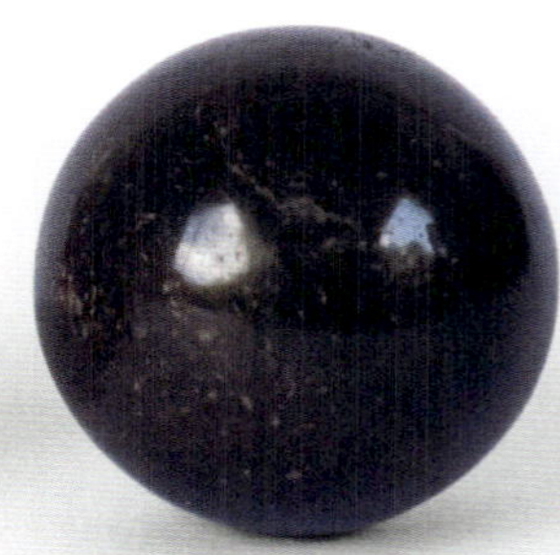

LINKS Vanadinit
RECHTS Granat

TIPPS Das Tragen des Vanadinit bringt Zuversicht, Stabilität und innere Stärke.

Verwenden Sie einen Granat zum Legen von Mustern (siehe Seite 174), um die Umgebung zu entgiften und von negativer Energie zu reinigen.

Granat Mut

Der Granat ist ein wirkungsvoller energetisierender und reinigender Stein, der uns emotionale Ausgeglichenheit, Kraft und Vitalität schenkt, während er gleichzeitig die Kreativität und die Leidenschaft steigert. Der Schutzstein vermittelt uns ein Gefühl der Sicherheit und Stabilität.

FÜHRT ZU/UNTERSTÜTZT

- Energie
- Stärke
- Mut
- Vitalität/Lebensfreude
- Schutz

FARBE UND ENTSTEHUNG

Am bekanntesten ist der rote Granat, er kommt aber auch in Gelb-, Braun-, Orange-, Grün- und Rosatönen vor. Seine Kristalle sind meist klein und durchsichtig, durchscheinend oder opak.

VORKOMMEN UND GESCHICHTE

Dieser Heilstein findet sich auf der ganzen Welt, am häufigsten jedoch kommt er in Kanada, den USA, Brasilien, Madagaskar, Südafrika, Sri Lanka und Indien vor. Die alten Ägypter, Griechen und Römer nannten ihn Stein der Krieger und trugen ihn als schützenden Talisman, der ihnen Mut und Kraft verlieh.

ANWENDUNG

Am besten profitieren Sie von den zahlreichen heilenden Eigenschaften des Steins, wenn Sie ihn tragen. Der Granat gilt als Stein des Engagements und der Hingabe, er sorgt für lange, stabile Beziehungen. Zudem fördert er Unabhängigkeit und Selbstvertrauen und stärkt die Liebe zwischen zwei Menschen.

VERWENDUNG IN RÄUMEN

Der Stein der Fülle zieht Erfolg an. Im Büro oder am Arbeitsplatz erhöht er das Energieniveau und steigert Kreativität, Motivation und Inspiration.

CHAKRAS UND ANWENDUNG AM KÖRPER

In erster Linie ist der Granat mit dem Wurzelchakra verbunden. Er schenkt uns Ausgeglichenheit, Stabilität, Leidenschaft, Kreativität und Energie.

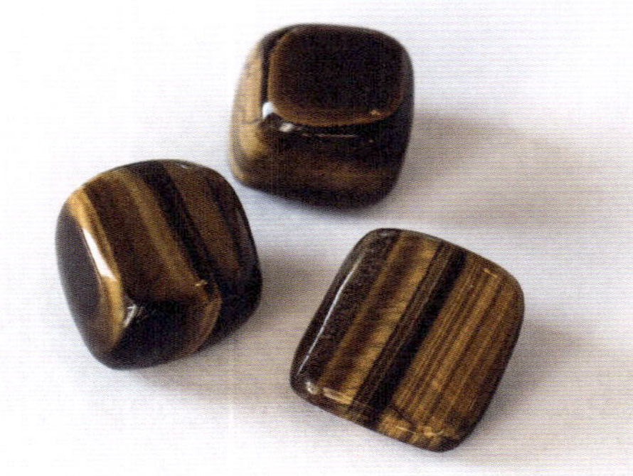

Tigerauge Selbstvertrauen

Das Tigerauge trägt die Energien von Erde und Sonne in sich und ist damit ein ausgesprochen wirkmächtiger Heilstein. Seine erdende und schützende Schwingung regt Selbstvertrauen, Mut und Willenskraft an. Als Energieverstärker erhöht er Vitalität und Motivation.

FÜHRT ZU/UNTERSTÜTZT

- Schutz
- Vertrauen/Zuversicht
- Mut
- Wunscherfüllung
- Fülle

FARBE UND ENTSTEHUNG

Der Stein weist eine schillernde goldene Färbung auf und ist oft gelb oder braun gebändert, womit er an das Auge einer Großkatze erinnert.

VORKOMMEN UND GESCHICHTE

Das Tigerauge findet sich in den USA, Mexiko, Brasilien, Südafrika, Indien und Australien. Der Stein ist bei vielen Kulturen sehr beliebt und galt als Glücks- und Schutzstein. Die alten Römer trugen ihn in der Schlacht als Symbol der Tapferkeit.

ANWENDUNG

Am besten spüren Sie die Schwingung des Steins, wenn Sie ihn tragen. Er erhöht die Energie und verhilft uns in anstrengenden Zeiten zu innerer Stärke. Darüber hinaus ist das Tigerauge ein Wunscherfüllungsstein, der unseren Absichten Nachdruck verleiht.

VERWENDUNG IN RÄUMEN

Im Büro oder am Arbeitsplatz zieht das Tigerauge Fülle und Glück an. Es fördert die geistige Klarheit und schenkt uns die Willenskraft, die zum Erfolg nötig ist.

CHAKRAS UND ANWENDUNG AM KÖRPER

Das Tigerauge ist eng mit dem Sakralchakra verbunden. Es verstärkt den Fluss von Leidenschaft und Kreativität.

TIPP Zu einem Muster gelegt (siehe Seite 174) lädt das Tigerauge positive Energie, Wärme und Herzlichkeit an den entsprechenden Ort ein.

KOMBINIERBAR MIT Tigerauge und Zitrin (siehe Seite 55) ziehen gemeinsam Fülle und Glück an.

TIPP Ein Karneol in der Nähe der Wohnungs- oder Haustür lädt Fülle und positive Energie ins Heim ein.

KOMBINIERBAR MIT Die Kombination Karneol und Rubin (siehe Seite 73) fördert Energie, Leidenschaft und Selbstvertrauen.

Karneol Stabilität und Kraft

Der Karneol trägt eine besonders stabilisierende und kräftigende Energie in sich. Er steigert Lebensfreude, Mut und Kreativität und schenkt uns Wärme, Glück und Wohlbefinden.

FÜHRT ZU/UNTERSTÜTZT

- Stärke
- Mut
- Stabilität
- Leidenschaft
- Kreativität

FARBE UND ENTSTEHUNG

Der herrlich leuchtende durchscheinende Stein bildet massige Aggregate und zeichnet sich oft durch einen glasähnlichen Glanz aus. Seine Farbe variiert zwischen Orange, Pfirsich und Rot.

VORKOMMEN UND GESCHICHTE

Der Karneol findet sich in den USA, Peru, Brasilien, Großbritannien, Südafrika, Madagaskar und Indien. Im alten Ägypten diente der außerordentlich geschätzte Kraft- und Schutzstein als Grabbeigabe, wo er für eine sichere Reise ins Jenseits sorgen sollte.

ANWENDUNG

Seinem Träger schenkt der Karneol Zuversicht, Mut und Stabilität. Der hochenergetische Stein vertreibt emotionale Erschöpfung und beflügelt uns den ganzen Tag über.

VERWENDUNG IN RÄUMEN

Da der Karneol für mehr Energie und Motivation sorgt, bietet er sich vor allem fürs Büro oder den Arbeitsplatz an. Zudem fördert er die Leidenschaft und die Kreativität und zieht gleichzeitig Fülle sowie Reichtum an.

CHAKRAS UND ANWENDUNG AM KÖRPER

Dieser Heilstein aktiviert das Wurzelchakra. Er erhöht Vitalität, Kreativität und Leidenschaft. Darüber hinaus wirkt er sich ausgleichend auf den Hormonhaushalt aus und steigert die Fruchtbarkeit.

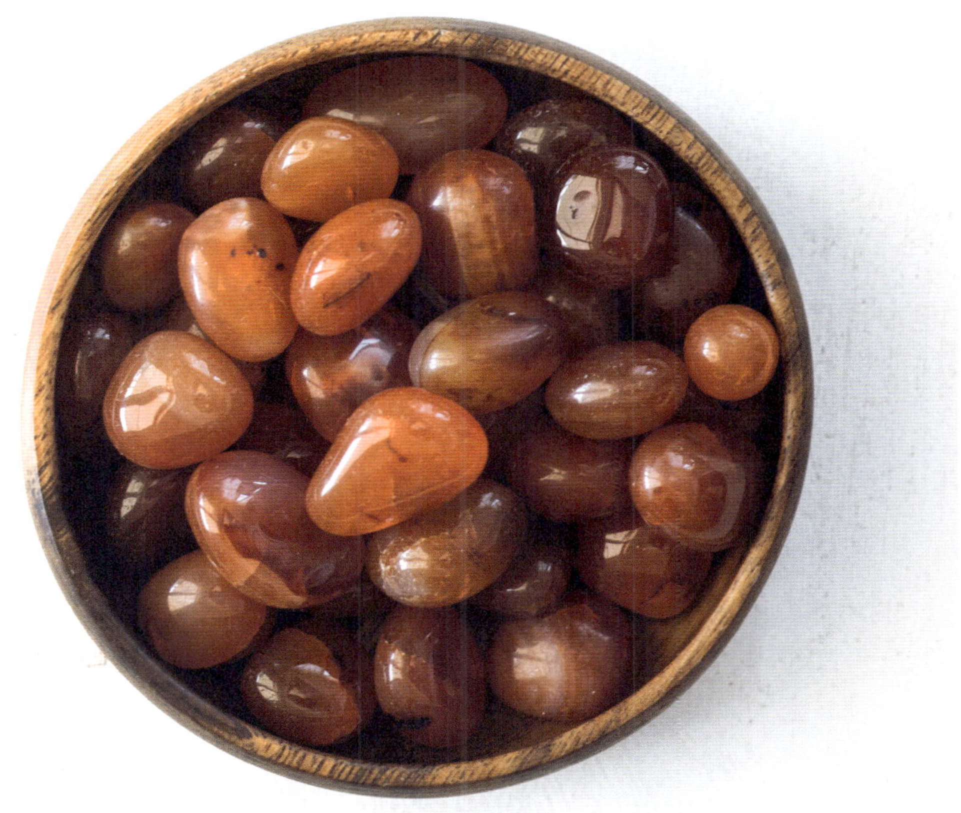

TIPP Ein Kyanit unter dem Kopfkissen fördert das hellsichtige Träumen.

KOMBINIERBAR MIT Kyanit und Labradorit (siehe Seite 134) verstärken sich gegenseitig in ihrer Energie. Mit dieser Kombination zeigen sich besonders lebhafte Träume, und auch die Intuition wird gesteigert.

Kyanit Selbstausdruck

Der Energieverstärker besitzt eine hohe spirituelle Schwingung, die dem Selbstausdruck und der offenen Kommunikation förderlich ist. Zudem beruhigt der Kyanit Geist und Gefühle und erzeugt einen gleichmäßigen Fluss der Energien im ganzen Körper.

FÜHRT ZU/UNTERSTÜTZT

- Kommunikation
- Wunscherfüllung
- Intuition
- Ruhe/Gelassenheit
- Wahrheit

FARBE UND ENTSTEHUNG

Am weitesten verbreitet ist der blaue Kyanit, es gibt ihn jedoch auch in den Farben Schwarz, Orange, Grün und Rosa. Seine Kristalle sind opak oder durchsichtig, meist weisen sie einen perlmuttartigen Schimmer auf.

VORKOMMEN UND GESCHICHTE

Der Kyanit kommt in erster Linie in den USA, Mexiko, Brasilien, Italien und Australien vor. Der hitzebeständige Stein wird meist zur Herstellung von Schmuck und anderen dekorativen Gegenständen verwendet.

ANWENDUNG

Dieser wundervolle Stein erleichtert Ihnen die Meditation, da er eine ruhige und beruhigende Atmosphäre erzeugt. Dies ist vor allem für Anfänger hilfreich. Darüber hinaus hilft der Kyanit beim Entwickeln übernatürlicher Fähigkeiten und verstärkt die Intuition, während er uns in unserer Mitte hält.

VERWENDUNG IN RÄUMEN

Ein Kyanit im Schlafzimmer fördert den erholsamen Schlaf. Der Stein mindert Stress und körperliche Erschöpfung und sorgt dafür, dass wir morgens erfrischt erwachen.

CHAKRAS UND ANWENDUNG AM KÖRPER

Der Heilstein bringt alle sieben Chakras in Einklang miteinander, indem er Körper, Geist und Gefühle ausgleicht und harmonisiert.

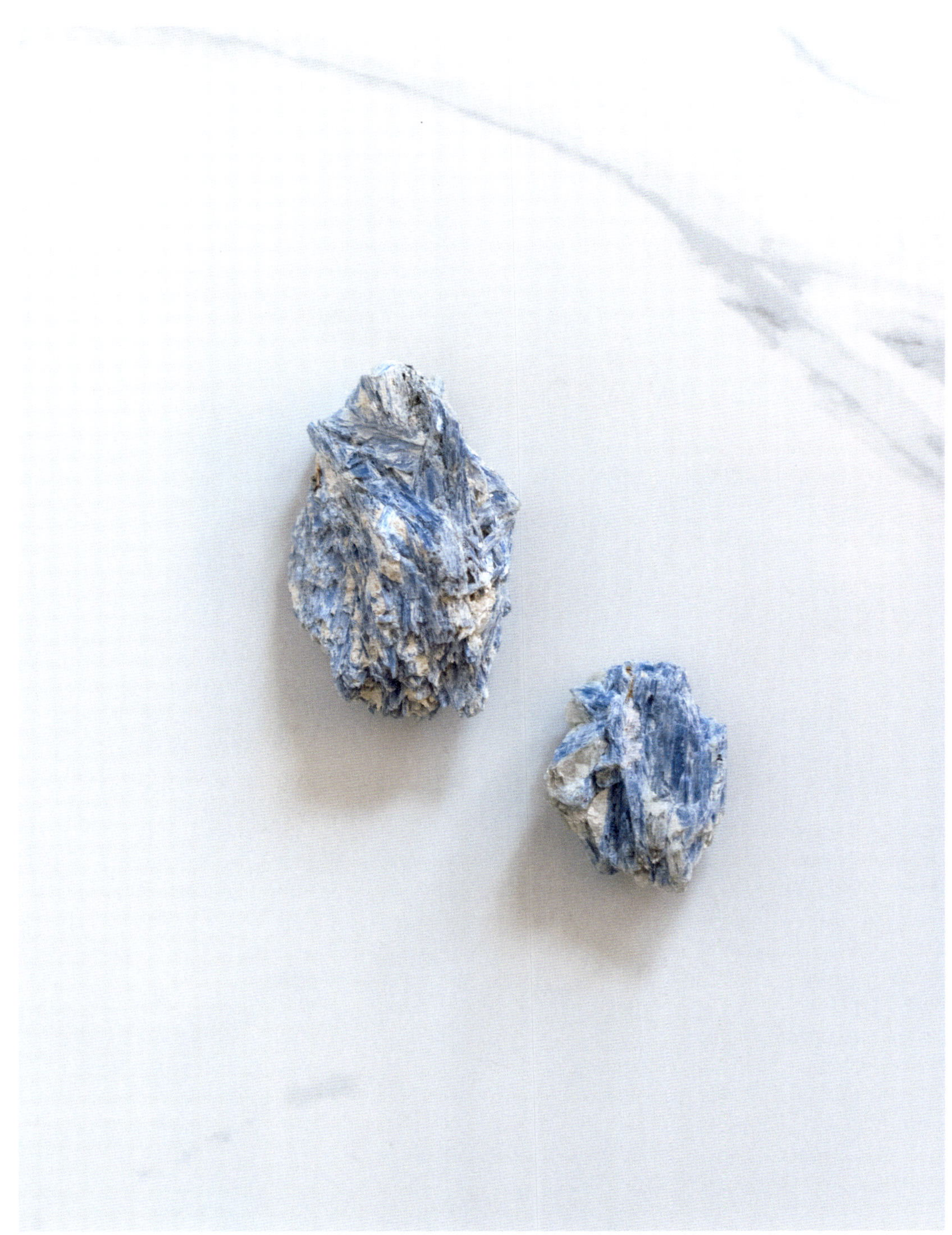

TIPP Ein reinigendes Gesichtswasser mit einem Aquamarin (siehe Seite 173), am besten als Spray in einem Zerstäuber, schenkt Ihnen einen jugendlichen, leuchtenden Teint.

KOMBINIERBAR MIT Aquamarin und Rosenquarz (siehe Seite 64) erzeugen gemeinsam eine friedvolle und liebevolle Atmosphäre.

Aquamarin Besänftigung

Der Aquamarin trägt die beruhigende und reinigende Kraft des Meeres in sich. Seine sanfte Energie reduziert Stress und wirkt angstlösend, sie verleiht uns innere Stärke, Selbstvertrauen und Zuversicht. Darüber hinaus wird der Stein aufgrund seiner verjüngenden Eigenschaften geschätzt und bietet sich für Schönheitsrituale aller Art an.

FÜHRT ZU/UNTERSTÜTZT

- Frieden
- Verjüngung
- Intuition
- Schutz
- Fülle

FARBE UND ENTSTEHUNG

Der Aquamarin ist eine Beryllvarietät, genauer gesagt besteht er aus Beryllium, Aluminium und Silikat. Er entwickelt wunderschöne durchsichtige, sechseckige Kristalle, die sich in einem hellen Blaugrün zeigen.

VORKOMMEN UND GESCHICHTE

Reichliche Vorkommen finden sich in Brasilien, Südafrika, Madagaskar und Russland. Früher galt er als Stein der Meerjungfrauen. Die römischen Seefahrer nutzten den Aquamarin als Talisman zum Schutz vor dem Meer, zudem stand er für ewige Jugend.

ANWENDUNG

Aufgrund seiner starken Verbindung zum Wasser eignet sich der Aquamarin hervorragend zum Reinigen. Als Elixier oder während der Meditation ermöglicht der Stein es uns, uns mit unserem wahren Selbst zu verbinden, und schenkt uns tiefen inneren Frieden.

VERWENDUNG IN RÄUMEN

Ein Aquamarin im Schlafzimmer erzeugt eine beruhigende und erholsame Atmosphäre. Legen Sie ein kleines Stück des Steins unter Ihr Kopfkissen, das hilft bei Schlaflosigkeit.

CHAKRAS UND ANWENDUNG AM KÖRPER

Dieser Heilstein aktiviert das Kehlchakra. Wenn Sie ihn auf den Hals legen, hilft er Ihnen beim Erlernen einer positiven Kommunikation ohne Wut oder Abwertung.

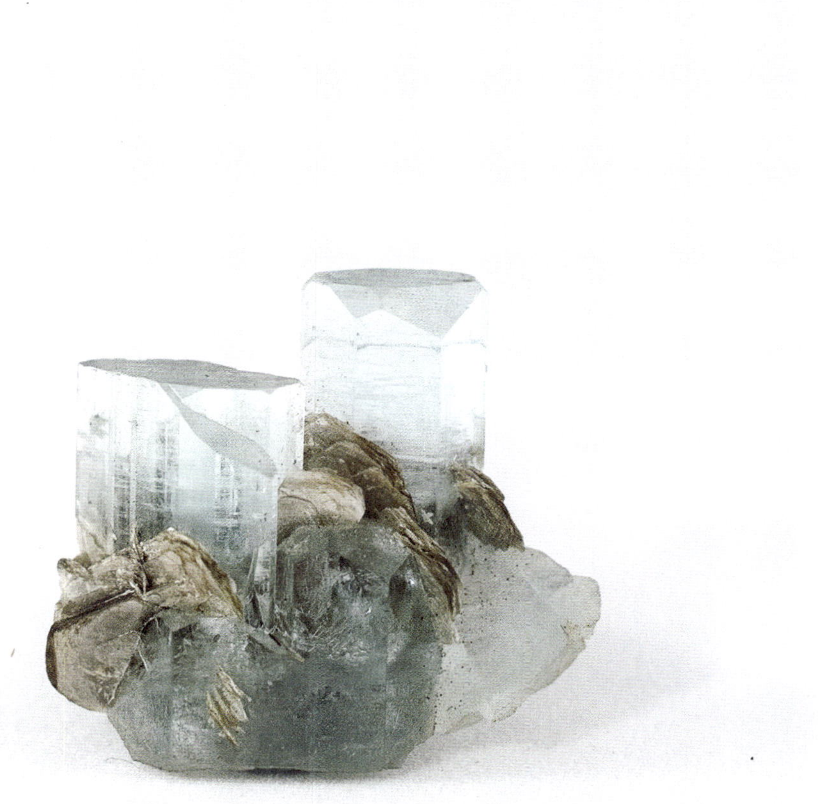

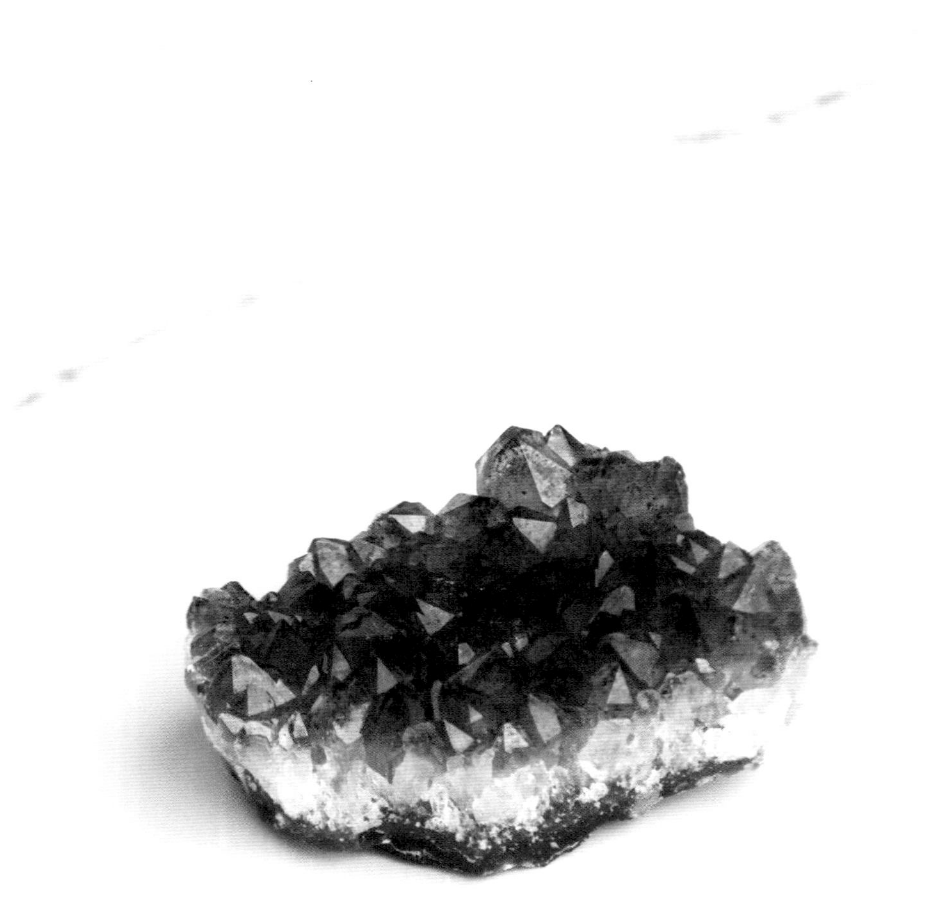

TIPP Ein Amethyst in einem Heilelixier (siehe Seite 172) löst Nervosität und Anspannung.

KOMBINIERBAR MIT Amethyst und Coelestin (siehe Seite 124) bilden ein schlagkräftiges Duo zur Stressreduzierung.

Amethyst Ruhiger Geist

Der Amethyst ist schon seit Langem sehr begehrt. Mit seinen heilenden und reinigenden Fähigkeiten ist er mittlerweile zum Star der Heilsteine aufgestiegen. Er ist vor allem bekannt dafür, den Geist zu beruhigen, und wird bereits seit Jahrhunderten bei psychischen Beschwerden wie Angst und Depression eingesetzt.

FÜHRT ZU/UNTERSTÜTZT

- Frieden
- Heilung
- Ausgeglichenheit
- Intuition
- Schutz

FARBE UND ENTSTEHUNG

Die Quarzart entwickelt sich als durchsichtige, einendige Kristalle, die Cluster, Geoden oder einzelne Spitzen bilden. Ihre auffällige violette Farbgebung reicht von einem hellen Lavendelton bis zu einem dunklen Lila.

VORKOMMEN UND GESCHICHTE

Der Amethyst findet sich an vielen Orten, darunter in Kanada, den USA, Brasilien, Mexiko, Europa, Sambia, Namibia und Indien. Seit Tausenden von Jahren wird er aufgrund seiner Schönheit und seiner wirkmächtigen heilenden Eigenschaften geschätzt. Im alten Ägypten trug man den Stein als Zeichen von Luxus und um böse Geister abzuwehren; die alten Griechen verzierten ihre Weingefäße mit Amethyst, da er angeblich Trunkenheit vorbeugte.

ANWENDUNG

Mit seiner hohen, spirituellen Schwingung eignet sich der Amethyst perfekt zum Meditieren. Er fördert unser spirituelles Bewusstsein und beruhigt den Geist.

VERWENDUNG IN RÄUMEN

Viele Menschen legen sich den Amethyst ins Schlafzimmer, um angstbedingter Schlaflosigkeit vorzubeugen. Er empfiehlt sich auch für Kinder, die Angst vor der Dunkelheit oder Albträume haben.

CHAKRAS UND ANWENDUNG AM KÖRPER

Dieser Heilstein aktiviert das Stirn- sowie das Kronenchakra. Wenn Sie ihn sich auf die Stirn legen, verstärkt er die Intuition und sorgt für Ausgeglichenheit und geistige Klarheit.

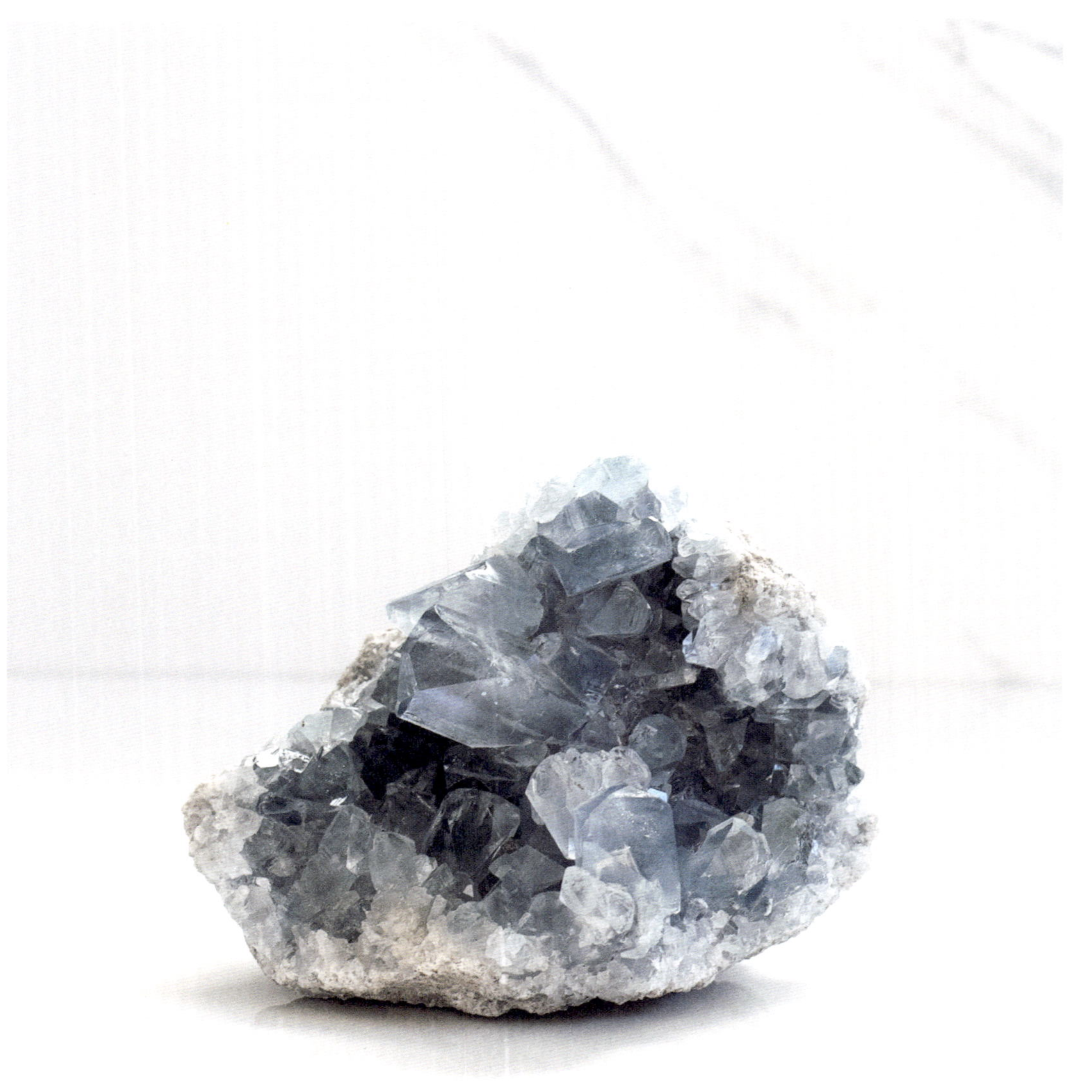

TIPP Eine Coelestinhalskette schützt vor Ängsten und emotionalem Ungleichgewicht.

KOMBINIERBAR MIT Gemeinsam haben sich Coelestin und Amethyst (siehe Seite 122) zur Bekämpfung von Angstgefühlen und depressiven Verstimmungen bewährt.

Coelestin Spirituelles Bewusstsein

Der Coelestin trägt eine wundervolle beruhigende Energie in sich, die uns Geduld lehrt und das spirituelle Bewusstsein fördert. Er verhilft uns zu offener Kommunikation und Selbstausdruck, er verleiht uns innere Stärke, Zuversicht und Selbstvertrauen. Zudem steigert der Heilstein die geistige Klarheit und die emotionale Stabilität, was ihn zu einem ausgezeichneten Schutz vor Ängsten und Depressionen macht.

FÜHRT ZU/UNTERSTÜTZT

- Spiritualität
- Kommunikation
- Klarheit
- Frieden
- Harmonie

FARBE UND ENTSTEHUNG

Der zarte Stein entwickelt wunderschöne durchsichtige Kristalle, die häufig Geoden oder Cluster bilden. Am bekanntesten ist er in der himmelblauen Farbgebung, er kommt jedoch auch in Rot, Weiß und Gelb vor.

VORKOMMEN UND GESCHICHTE

Der Stein findet sich in Peru, Großbritannien, Polen, Ägypten und Madagaskar. Sein Name leitet sich von dem lateinischen Wort *caelestis* ab, das himmlisch oder göttlich bedeutet. Früher nutzte man ihn zur Kommunikation mit den Sphären der Engel.

ANWENDUNG

Der Coelestin eignet sich vor allem für die Meditation. Er bekämpft Ängste und ersetzt negative Gefühle durch inneren Frieden.

VERWENDUNG IN RÄUMEN

Ein Coelestin im Schlafzimmer erzeugt eine ruhige, erholsame und harmonische Atmosphäre. Falls Sie an Schlafstörungen leiden, sollten Sie diesen Heilstein vor dem Einschlafen einen Augenblick lang in der Hand halten, um sich vom Stress des Tages zu lösen.

CHAKRAS UND ANWENDUNG AM KÖRPER

Insbesondere das Kronen-, Stirn- und Kehlchakra gleicht dieser Stein aus. Er fördert die geistige Klarheit und die emotionale Balance.

Howlith Frieden und Stabilität

Die beruhigende Energie des Howlith hilft besonders beim Lösen von Ängsten und Anspannungen sowie bei der Stressreduzierung. Der Stein des Friedens und der Stabilität lehrt uns die Wichtigkeit von Geduld und führt zu einem höheren spirituellen und emotionalen Bewusstsein.

FÜHRT ZU/UNTERSTÜTZT

- Ruhe/Gelassenheit
- Frieden
- Geduld
- Stabilität
- Achtsamkeit

FARBE UND ENTSTEHUNG

Für gewöhnlich ist der Howlith ein opaker weißer oder grauer Stein. Oft ist er von einem Netz dunkleren Graus oder Brauns durchzogen, was einen wunderschönen Marmorierungseffekt erzeugt.

VORKOMMEN UND GESCHICHTE

Erstmals entdeckt wurde der Stein 1868 von Henry How, einem kanadischen Chemiker und Mineralogen, nach dem er dann auch benannt wurde. Howlith findet sich in Kanada, den USA, Mexiko, Deutschland und Russland.

ANWENDUNG

Der Stein eignet sich in erster Linie für die Meditation, da er den Geist beruhigt und uns in einen tiefen meditativen Zustand versetzt. Er entspannt, erweitert das Bewusstsein und ermuntert uns zum Loslassen ungesunder Bindungen, negativer Energien und Selbstzweifel.

VERWENDUNG IN RÄUMEN

Insbesonders denjenigen, die beim Zubettgehen an innerer Unruhe leiden, hilft der Howlith. Platzieren Sie den Stein im Schlafzimmer oder unter Ihrem Kopfkissen, so sorgt er für einen tiefen, erholsamen Schlaf.

CHAKRAS UND ANWENDUNG AM KÖRPER

Der Howlith aktiviert Kronen- und Stirnchakra. Er steigert die Intuition und das spirituelle Bewusstsein, während er uns geistige Klarheit und Konzentration schenkt.

TIPPS Ein Howlithelixier (siehe Seite 172) vor dem Zubettgehen hat sich bei Schlaflosigkeit und anderen Schlafstörungen ausgezeichnet bewährt.

Ein schwarzer Turmalin in der Nähe der Haus- oder Wohnungstür hält negative Energien von Ihrem Zuhause fern.

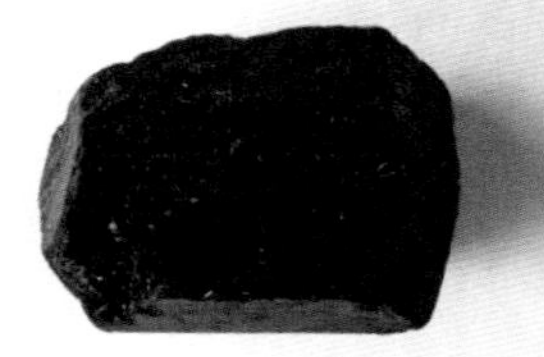
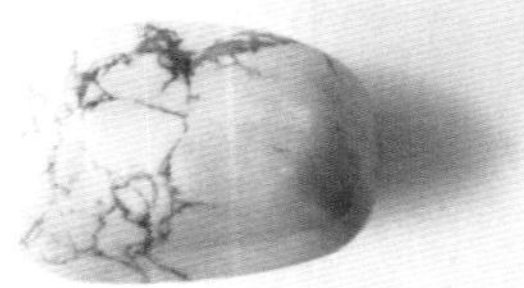
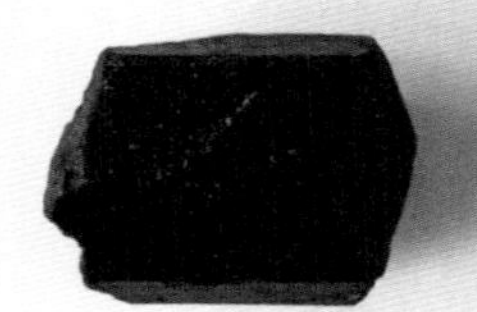

Schwarzer Turmalin Erdung und Schutz

Der auch als Schörl bekannte schwarze Turmalin ist einer der wirkmächtigsten Schutzsteine überhaupt. Seine erdende Energie vermittelt uns Ausgeglichenheit und Stabilität. Zudem reinigt der Stein den Geist von negativen Gedankenmustern und mindert Stress und Anspannung sowie Angstgefühle.

FÜHRT ZU/UNTERSTÜTZT

- Schutz
- Stabilität
- Ausgeglichenheit
- Mut
- Stärke

FARBE UND ENTSTEHUNG

Der schwarze Turmalin ist ein dichter, opaker Stein mit meist glänzender Oberfläche. Er kann vertikale Streifen enthalten, schmale Rillen, die sich aufgrund des Wachstumsmusters des Steins bilden und die bei allen Turmalinarten verbreitet sind. Es gibt auch durchsichtige Varianten in Blau, Grün, Rot, Gelb und Rosa.

VORKOMMEN UND GESCHICHTE

Der Stein findet sich in den USA, Brasilien, Südafrika, Pakistan, Sri Lanka und Australien. Er wird seit dem Mittelalter als Heilstein geschätzt und gilt insbesondere bei den amerikanischen Ureinwohnern sowie bei afrikanischen Stämmen als mächtiger Talisman. Im alten Rom nutzte man den schwarzen Turmalin auch aufgrund seiner beruhigenden, erholsamen und schlaffördernden Eigenschaften.

ANWENDUNG

Dieser Stein eignet sich hervorragend zur Anwendung bei der Meditation. Er erdet und schützt den Geist vor ungewollter Ablenkung. Durch seine stark reinigenden Fähigkeiten befreit der schwarze Turmalin seine Umgebung auch von negativer Energie und schafft so eine ruhige Atmosphäre des Friedens und der Heilung.

VERWENDUNG IN RÄUMEN

Im Büro, vor allem in der Nähe des Computers, schützt der schwarze Turmalin vor Elektrosmog. Zudem steigert er das Energieniveau und die Motivation und zieht Glück und Fülle an.

CHAKRAS UND ANWENDUNG AM KÖRPER

Dieser Heilstein ist besonders eng mit dem Wurzelchakra verbunden. Er vermittelt uns ein Gefühl der Sicherheit und der Erdung, während er gleichzeitig Kraft und Vitalität steigert.

SCHWARZE STEINE Schwarzer Turmalin
WEISSE/GRAUE STEINE Howlith

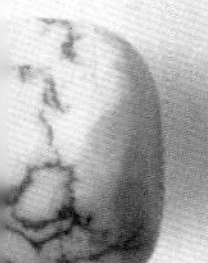
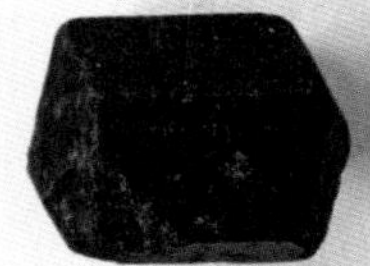
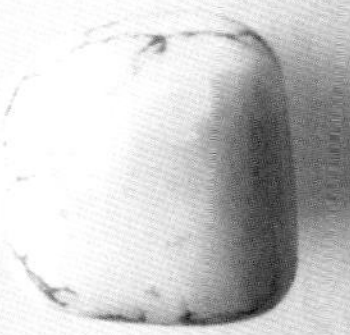

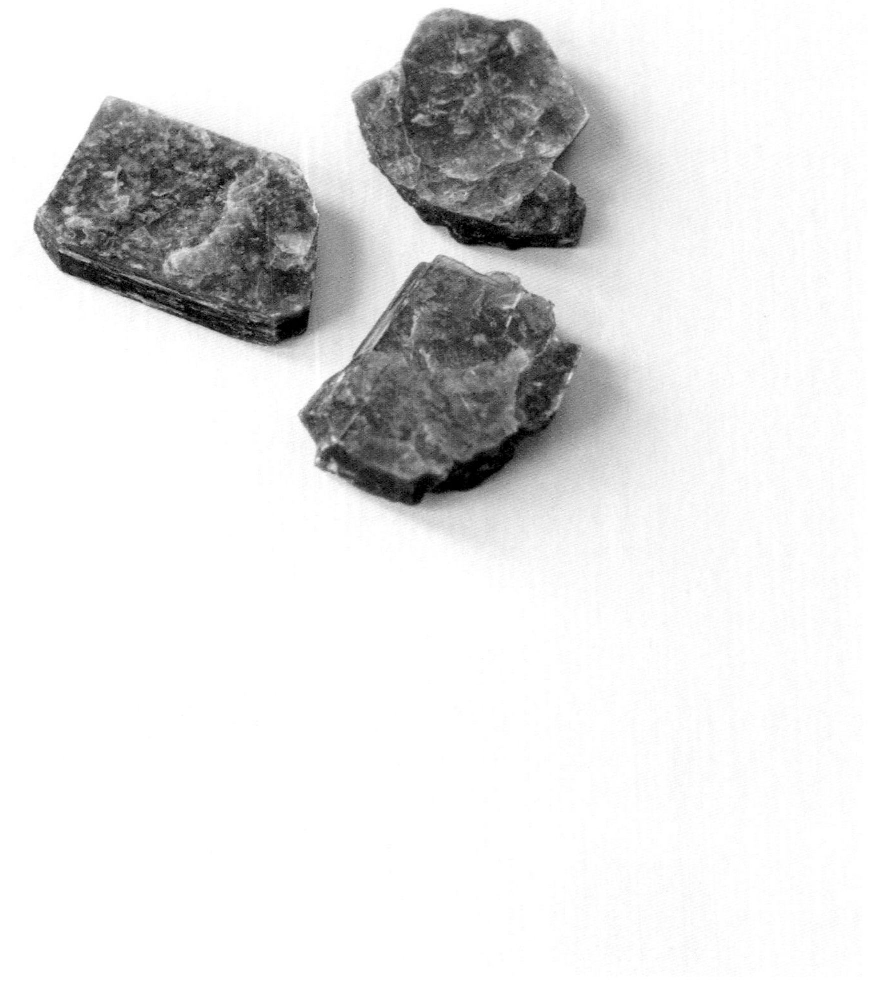

TIPP Die Meditation mit einem Lepidolith fördert die emotionale Heilung und die Stabilität.

KOMBINIERBAR MIT Gemeinsam mit dem Rauchquarz (siehe Seite 136) reinigt der Lepidolith die Umgebung von negativer Energie, während die Steine gleichzeitig das Gefühl der Offenheit und Zufriedenheit steigern.

Lepidolith Unbeschwertheit

Der wahrhaft beruhigende Lepidolith ist weithin für seine Fähigkeit bekannt, Ängste zu lösen und depressive Verstimmungen zu verscheuchen. Seine Schwingung zieht Zufriedenheit, Glück und Unbeschwertheit an und verhilft uns zu einer positiven Einstellung der Dankbarkeit und der Fülle.

FÜHRT ZU/UNTERSTÜTZT

- Frieden
- Ruhe/Gelassenheit
- Heilung
- Ausgeglichenheit
- Zufriedenheit/Glück

FARBE UND ENTSTEHUNG

Die Glimmerart erkennt man an ihrer wunderschönen rosa-oder lilafarbenen Tönung. Meist bildet sie durchscheinende, geschichtete Schuppen mit perlmuttartigem Glanz.

VORKOMMEN UND GESCHICHTE

Entdeckt wurde der Lepidolith im 18. Jahrhundert, heute kommt er überwiegend in den USA, der Dominikanischen Republik, Brasilien, Grönland und Madagaskar vor. Er stellt eine wichtige Lithiumquelle dar: Das Metall kommt in zahlreichen stimmungsstabilisierenden Medikamenten zum Einsatz.

ANWENDUNG

Das Tragen des Steins hilft vor allem in Zeiten der Trauer und des Verlusts. Der Lepidolith lindert emotionalen Schmerz auf ganz natürliche Weise.

VERWENDUNG IN RÄUMEN

Da der Stein insbesondere für seine beruhigenden Qualitäten bekannt ist, eignet er sich gut für das Schlafzimmer. Seine Energie füllt den Raum mit Frieden und Harmonie. Wenn Sie ihn auf den Nachttisch legen, erwachen Sie am Morgen erfrischt und gut gelaunt.

CHAKRAS UND ANWENDUNG AM KÖRPER

Der Stein aktiviert Kronen- und Stirnchakra. Er kräftigt die Intuition und steigert die geistige Klarheit.

TIPP Tragen Sie den Skolezit, um Gefühle von Stress, Anspannung und Angst zu lindern.

KOMBINIERBAR MIT Skolezit und Apophyllit (siehe Seite 88) steigern gemeinsam die geistige Klarheit, während sie gleichzeitig das spirituelle Bewusstsein erhöhen.

Skolezit Heiterkeit

Die hohe, spirituelle Schwingung dieses Steins erleichtert uns das persönliche Wachstum und fördert die Heilung. Der Skolezit beruhigt Geist und Gefühle gleichermaßen: Er vermittelt uns tiefen Frieden und Heiterkeit und verscheucht Stress sowie Ängste.

FÜHRT ZU/UNTERSTÜTZT

- Frieden
- Heilung
- Wandlungsprozesse
- Heiterkeit
- Harmonie

FARBE UND ENTSTEHUNG

Der wunderschöne durchscheinende Stein entwickelt zarte, nadelähnliche Gebilde. Meist ist er weiß, er kommt aber auch in hellen Rosa-, Rot-, Grün- und Gelbschattierungen vor.

VORKOMMEN UND GESCHICHTE

Entdeckt wurde der Skolezit 1813, Vorkommen gibt es in Brasilien, Island, Spanien, Südafrika, Indien und Russland. Er ist sowohl aufgrund seiner Schönheit als auch seiner heilenden Eigenschaften beliebt.

ANWENDUNG

Der Skolezit eignet sich vor allem für die Anwendung während der Meditation. Er verhilft uns zu Frieden und Stille, schützt den Geist vor Ablenkungen und führt zu einem tiefen meditativen Zustand.

VERWENDUNG IN RÄUMEN

Platzieren Sie den Stein in Ihrem Schlafzimmer: Ein kleines Stück unter dem Kopfkissen beruhigt den Geist und lässt Sie schneller einschlafen.

CHAKRAS UND ANWENDUNG AM KÖRPER

Der Skolezit ist in erster Linie mit dem Stirn- und dem Kronenchakra verbunden. Er stärkt die Intuition und bringt uns auf eine höhere Bewusstseinsebene.

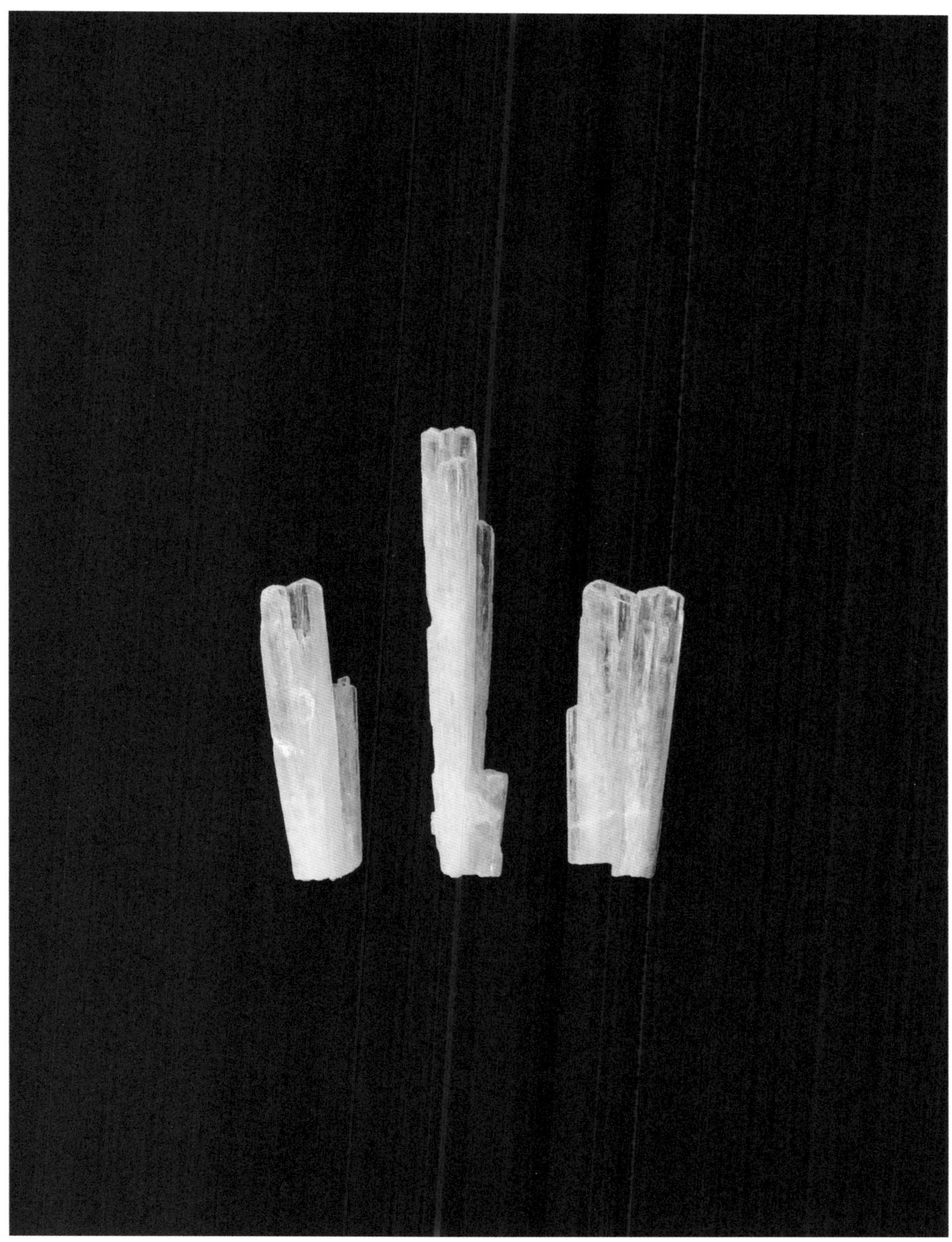

TIPPS Die Meditation mit einem Chlorit verscheucht negative Gedanken und gleicht aus.

Laden Sie den Selenit mit anderen Heilsteinen wieder auf.

Chlorit Reinigung

Der Chlorit ist ein wirkmächtiger Heil- und Reinigungsstein. Er beseitigt Negativität aller Art und erzeugt eine positive und energiereiche Atmosphäre. Der Stein sorgt für emotionales Gleichgewicht und vertreibt unerwünschte Gefühle wie Wut, Eifersucht, Groll und Frust.

FÜHRT ZU/UNTERSTÜTZT

- Heilung
- Reinheit
- Positivität
- Schutz
- Ausgeglichenheit

FARBE UND ENTSTEHUNG

Das waldgrüne Mineral kann sich im Inneren von Quarzkristallen bilden und einzigartige Phantome oder wolkenähnliche Einschlüsse aufweisen.

VORKOMMEN UND GESCHICHTE

Der Stein findet sich vor allem in den USA, Brasilien, Deutschland, Madagaskar und Russland. Er wird nicht nur aufgrund seiner heilenden Eigenschaften, sondern auch aufgrund seiner engen Verbindung zur Natur geschätzt. Die keltischen Druiden nutzten den Chlorit als Mittlerstein zwischen sich und der Pflanzen- und Tierwelt sowie der Welt der Feen, der Nymphen und anderer Naturgeister.

ANWENDUNG

Wenn Sie den Chlorit beim Legen eines Heilsteinmusters verwenden (siehe Seite 174), schützt er den betreffenden Raum vor chaotischen oder stagnierenden Energien. Er fördert Frieden und Ruhe.

VERWENDUNG IN RÄUMEN

Der Chlorit eignet sich hervorragend zum Reinigen von Räumen. Der entgiftende Stein hilft bei der körperlichen und emotionalen Heilung.

CHAKRAS UND ANWENDUNG AM KÖRPER

In erster Linie wird dieser Heilstein zum Ausgleichen aller sieben Chakras angewendet. Er beseitigt Energieblockaden und energetisiert und harmonisiert die Chakras.

Selenit Innerer Frieden

Mit seiner beruhigenden und reinigenden Energie klärt der Selenit den Geist von jeglicher Negativität und schenkt uns tiefen inneren Frieden. Der mächtige Glücks- und Schutzstein absorbiert negative Schwingungen und strahlt Helligkeit, Leichtigkeit und Frieden aus.

FÜHRT ZU/UNTERSTÜTZT

- Frieden
- Positivität
- Glück
- Schutz
- Intuition

FARBE UND ENTSTEHUNG

Die Gipsvarietät – Gips ist ein weiches Mineral aus der Klasse der Sulfate – ist meist durchscheinend und besitzt einen reflektierenden Schimmer. Farblich variiert der Selenit zwischen reinem Weiß und Erdtönen von Orange, Braun oder Grün.

VORKOMMEN UND GESCHICHTE

Der Stein findet sich in den USA, Mexiko, England, Deutschland, Polen, Griechenland, Russland und Australien. Schon seit Langem wird er mit dem Mond assoziiert. Im antiken Griechenland war er der Stein der Mondgöttin Selene, der er auch seinen Namen verdankt.

ANWENDUNG

Da er Geist und Emotionen klärt, eignet sich der Selenit hervorragend zur Meditation. Er fördert spirituelle Wandlungsprozesse und verhilft uns zu einem tieferen spirituellen Verständnis.

VERWENDUNG IN RÄUMEN

Ein Selenit in jeder Ecke des Hauses oder der Wohnung bringt seine schützenden Qualitäten besonders gut zum Vorschein. Er beseitigt negative Energie und sorgt für eine helle und positive Atmosphäre.

CHAKRAS UND ANWENDUNG AM KÖRPER

Dieser Heilstein ist in erster Linie mit dem Kronenchakra verbunden. Er erweitert das Bewusstsein und steigert die Intuition.

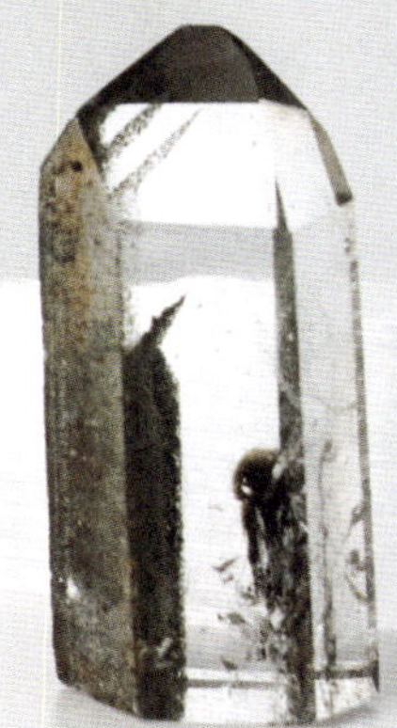

VORN Chlorit
HINTEN Selenit

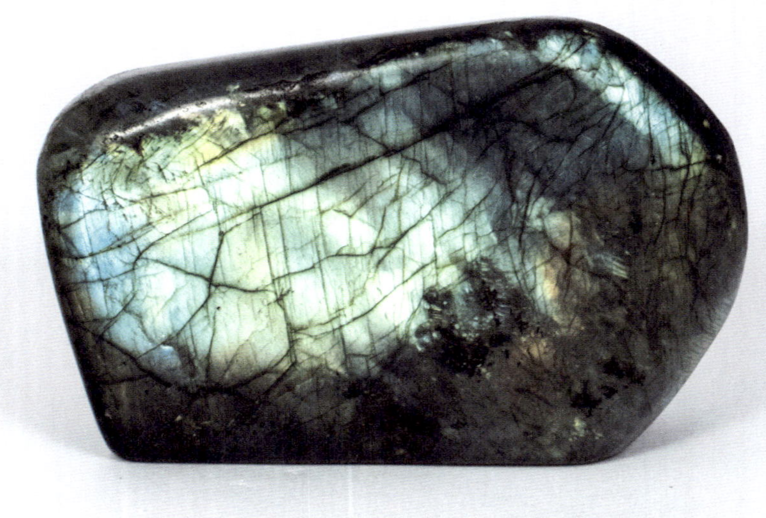

Labradorit Schutz

Der Labradorit ist in erster Linie ein Stein des Schutzes und der persönlichen Wandlung. Er bewahrt uns vor negativer Energie jeder Art und hilft uns, schlechte Angewohnheiten abzulegen oder negative Gedankenmuster zu durchbrechen, damit wir uns sowohl emotional als auch spirituell weiterentwickeln können.

FÜHRT ZU/UNTERSTÜTZT

- Schutz
- Wandlungsprozesse
- Spiritualität
- Kraft/Stärke
- Intuition

FARBE UND ENTSTEHUNG

Am häufigsten kommt der Labradorit als dunkler, opaker Stein mit schillernden grünen, blauen oder goldenen Blitzern vor. Eine andere Varietät dieses Steins, der Spektrolith, weist ein noch größeres Farbspektrum auf, zu dem auch Rosa, Violett, Rot und Gelb gehören.

VORKOMMEN UND GESCHICHTE

Der Stein findet sich in Kanada, den USA, Grönland, Finnland, Italien, Russland und Madagaskar. Zahlreiche Kulturen, darunter die Inuit Nordamerikas, hielten oder halten ihn für einen Zauberstein und verwendeten ihn zum Heilen von Krankheiten.

ANWENDUNG

Am besten profitieren Sie von den zahlreichen heilenden Eigenschaften des Steins, wenn Sie ihn tragen. Der Labradorit erweitert das spirituelle Bewusstsein und steigert die intuitiven Fähigkeiten. Er fördert das persönliche Wachstum und verleiht uns innere Stärke, während er uns gleichzeitig erdet und zentriert.

VERWENDUNG IN RÄUMEN

Sehr nützlich ist der Stein für das Berufsleben. Am Arbeitsplatz schenkt er uns Energie, Kreativität, Inspiration und Produktivität. Darüber hinaus vermittelt der Labradorit beim Ausarbeiten neuer Ideen und Projekte Experimentierfreude und Einfallsreichtum.

CHAKRAS UND ANWENDUNG AM KÖRPER

Dieser Heilstein aktiviert das Kronenchakra, das Stirnchakra und das Kehlchakra. Er fördert spirituelle Wandlungsprozesse und geistige Klarheit und verhilft uns zu einer positiven Kommunikation.

TIPP Ein Stück Labradorit unter dem Kopfkissen steigert die übernatürlichen Fähigkeiten und andere intuitive Gaben.

KOMBINIERBAR MIT Labradorit und Mondstein (siehe Seite 150) gelten als Schwestersteine, die wunderbar zusammenwirken, um Ausgeglichenheit und emotionale Heilung zu fördern.

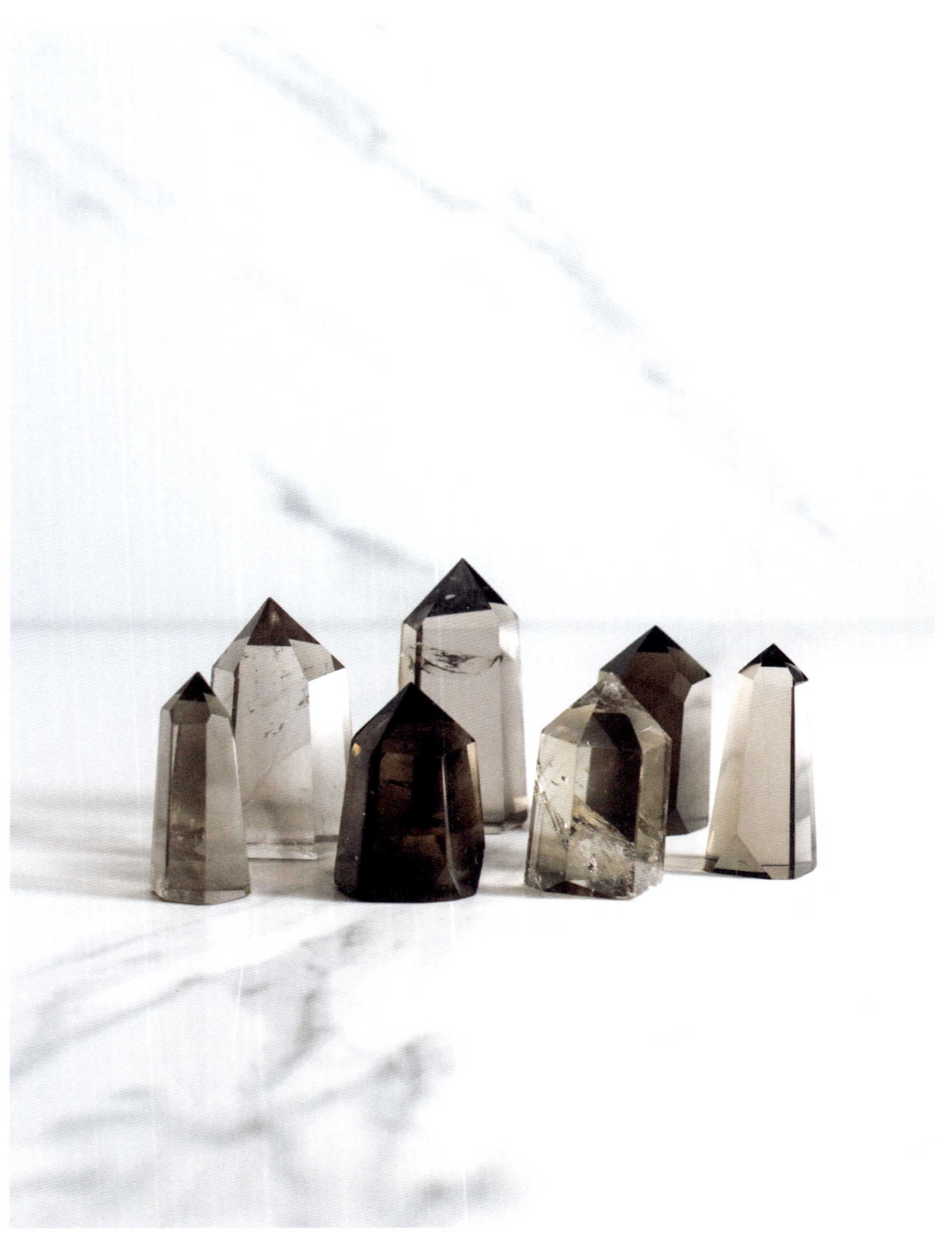

TIPP Mit anderen Steinen zu einem Muster gelegt (siehe Seite 174) schützt Rauchquarz die häusliche Umgebung vor negativer Energie.

KOMBINIERBAR MIT Kombinieren Sie Rauchquarz mit Amethyst (siehe Seite 122), um emotionalen Stress zu mindern und Balance in Ihr Leben zu bringen.

Rauchquarz Entgiftung

Rauchquarz gehört zu den wirkmächtigsten Schutzsteinen überhaupt. Er entgiftet besonders effektiv und säubert die Umgebung von schädlicher Energie. Zudem besitzt der Stein eine heilende und erdende Schwingung, sodass er in anstrengenden Zeiten für Ausgeglichenheit und Stabilität sorgt.

FÜHRT ZU/UNTERSTÜTZT

- Schutz
- Heilung
- Stabilität
- Wachstum
- Vitalität

FARBE UND ENTSTEHUNG

In seiner Lichtdurchlässigkeit ähnelt Rauchquarz anderen Quarzarten. Die Kristalle kommen in Spitzen oder Clustern verschiedener Größen vor und sind an ihren grauen oder braunen Erdtönen erkennbar.

VORKOMMEN UND GESCHICHTE

Rauchquarz kommt fast überall auf der Welt vor, auch in den USA, Mexiko, Brasilien, Südafrika, Madagaskar und Australien. Er ist seit Hunderten von Jahren Bestandteil zahlreicher verschiedener Kulturen; bei den Druiden etwa galt der Stein als Symbol der Erdgötter und -göttinnen, und viele verehren ihn als Schutzstein.

ANWENDUNG

Tragen Sie Rauchquarz, wenn Sie sich nach Stabilität in Ihrem Leben sehnen. Der Stein ist für seine Fähigkeit bekannt, negative Energien aller Art herauszufiltern und Gefühle von Angst, Depression und Eifersucht zu vertreiben.

VERWENDUNG IN RÄUMEN

Insbesondere eignet sich Rauchquarz für den Arbeitsplatz. Er steigert unsere Konzentrationsfähigkeit und hält das Energieniveau den ganzen Tag über hoch. Falls Sie am Computer arbeiten, ist Rauchquarz sogar noch wichtiger, da er vor Elektrosmog schützt.

CHAKRAS UND ANWENDUNG AM KÖRPER

Dieser Stein aktiviert das Wurzelchakra. Er sorgt für emotionale Ausgeglichenheit und Ruhe. Zudem steigert er Kreativität, Vitalität und Leidenschaft.

Türkis Schutz

Der Türkis ist der wahrscheinlich älteste und heiligste aller Steine. Aufgrund seiner Fähigkeit, vor negativen Kräften zu schützen, dient er vor allem als Stein der Reinigung und als Talisman. Seine ausgeprägte heilende Schwingung vermittelt innere Ruhe sowie emotionale Stabilität und wirkt angstlösend.

FÜHRT ZU/UNTERSTÜTZT

- Schutz
- Ausgeglichenheit
- Ruhe/Gelassenheit
- Kreativität
- Kommunikation

FARBE UND ENTSTEHUNG

Der opake Stein weist eine leuchtend blaugrüne Farbe auf und ist oft von einem braunen oder cremfarbenen Netz durchzogen.

VORKOMMEN UND GESCHICHTE

Den Türkis findet man überwiegend in den USA, Mexiko, Ägypten, Iran, Afghanistan, China und Tibet. Seit Tausenden von Jahren gilt er als Schutzstein und stand, insbesondere bei den alten Ägyptern, symbolisch für königliche Würde, Ehre und Weisheit; Kleopatra etwa liebte ihn sehr. Doch auch andere Kulturen, darunter die Azteken und die nordamerikanischen Ureinwohner, trugen den Türkis als Talisman des Glücks, der Macht und des Erfolgs.

ANWENDUNG

Vor allem auf Reisen schützt der Türkis vor Unfällen und Missgeschicken. Er fördert das klare Denken und mindert Flugangst.

VERWENDUNG IN RÄUMEN

Im Büro oder am Arbeitsplatz fördert der Türkis eine klare Kommunikation sowie Selbstausdruck und Kreativität. Er hilft bei kreativen Blockaden und mangelnder Inspiration.

CHAKRAS UND ANWENDUNG AM KÖRPER

Der Stein gleicht alle sieben Chakras aus. Als Stein der Kommunikation, Weisheit und Wahrheit ist er jedoch besonders hilfreich beim Aktivieren des Kehlchakras.

TIPPS Eine Türkishalskette verleiht den ganzen Tag über Zuversicht, Energie und Gelassenheit.

EINE LARIMARHALSKETTE erleichtert uns das persönliche Wachstum. Sie steigert die Fähigkeit zu vergeben und hilft uns, klar zu kommunizieren.

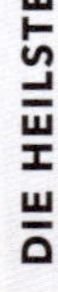

Larimar Ruhe und Gelassenheit

Der sanfte, friedvolle Stein vermittelt uns das Gefühl tiefster Ruhe und Gelassenheit. Seine wunderbare heilende Energie beruhigt den Geist und mindert Stress und Angst. Die himmlische Schwingung des Larimar bringt uns auf eine höhere Bewusstseinsebene und vertieft unsere Verbindung mit der Natur.

FÜHRT ZU/UNTERSTÜTZT

- Ruhe/Gelassenheit
- Frieden
- Weisheit
- Verjüngung/Erneuerung
- Stabilität

FARBE UND ENTSTEHUNG

Der durchscheinend blaugrüne Stein ist häufig von einem weißen Netz durchzogen, das wunderschöne, wasserähnliche Muster bildet. Er entwickelt sich in vulkanischem Gestein, manchmal findet man ihn aufgrund von Bodenerosion und Niederschlag jedoch auch im Meer.

VORKOMMEN UND GESCHICHTE

Der Larimar kommt ausschließlich in der Dominikanischen Republik vor. Erstmals entdeckt wurde er 1916 von Miguel Mendez und Norman Riling. Mendez nannte ihn Larimar, eine Kombination aus dem Namen seiner Tochter Larissa und dem spanischen Wort für Meer. Natürlich machten die Einheimischen schon lange vor der offiziellen Entdeckung des Steins von ihm Gebrauch. Zuerst dachte man, er stamme aus dem Meer, später erkannte man, dass er aus den vulkanischen Bewegungen der Erde entsteht.

ANWENDUNG

Der Larimar eignet sich besonders für die Meditation, da er den Geist in einen tieferen meditativen Zustand führt. Er hilft bei der emotionalen Heilung und ermöglicht es uns, negative Bindungen, Menschen oder Angewohnheiten loszulassen, die uns nicht mehr nützen.

VERWENDUNG IN RÄUMEN

Der beruhigende Larimar hat seinen Platz im Schlafzimmer. Ein kleines Stück dieses Steins unter dem Kopfkissen fördert den erholsamen Schlaf und lässt uns erfrischt und verjüngt aufwachen.

CHAKRAS UND ANWENDUNG AM KÖRPER

Vor allem mit den höheren Chakras, etwa mit dem Kehl- und dem Herzchakra, wird der Larimar assoziiert. Er regt zur offenen Kommunikation sowie zum Selbstausdruck an und heilt gleichzeitig emotionalen Schmerz.

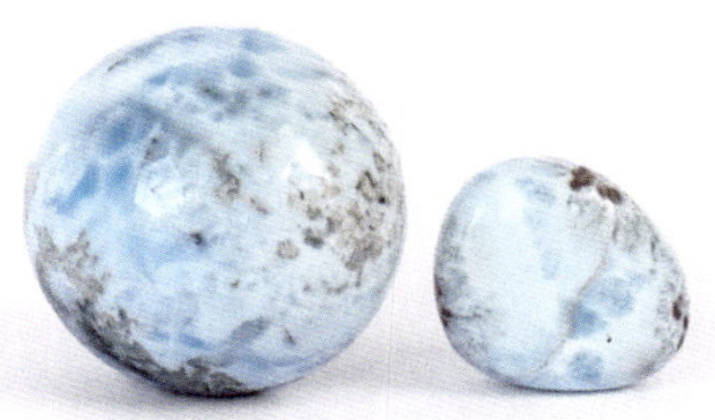

Aragonit Stabilität

Der erdende Aragonit vermittelt uns Trost und Stabilität. Seine beruhigende Energie schenkt uns große innere Stärke und unterstützt uns in anstrengenden Zeiten. Der Heilstein ist eng mit der Erde verbunden und sorgt für emotionales Gleichgewicht und Harmonie.

FÜHRT ZU/UNTERSTÜTZT

- Stärke
- Stabilität
- Ausgeglichenheit
- Harmonie
- Wachstum

FARBE UND ENTSTEHUNG

Der Aragonit erscheint in vielfältigen Varianten, meist als durchscheinende, sternenförmige Cluster. Auch die Farbe kann variieren und reicht von Weiß über Gelb, Orange und Rosa bis zu Blau oder Grün.

VORKOMMEN UND GESCHICHTE

Der Stein ist nach dem Fluss Aragón in Spanien benannt, wo er 1788 entdeckt wurde. Heute gibt es Vorkommen in Mexiko, Spanien, Großbritannien und Namibia.

ANWENDUNG

Da er das persönliche Wachstum fördert, eignet sich der Aragonit vor allem zum Meditieren. Die erdende und ausgleichende Schwingung zieht Wärme und Helligkeit an, während sie gleichzeitig negative Gefühle wie Angst, Wut oder Groll verscheucht. Der Stein der spirituellen Expansion schärft die Intuition und schenkt uns Frieden und Harmonie.

VERWENDUNG IN RÄUMEN

Am Arbeitsplatz fördert der Aragonit Kreativität, Leidenschaft und Konzentrationsfähigkeit. Zudem steigert er das Verantwortungsgefühl. Er ist vor allem bei Künstlern sehr beliebt, da er bei mangelnder Inspiration hilft.

CHAKRAS UND ANWENDUNG AM KÖRPER

Seinen Widerhall findet dieser Stein in erster Linie im Sakral- und Wurzelchakra. Er sorgt für Balance, Stabilität, Leidenschaft und Kreativität.

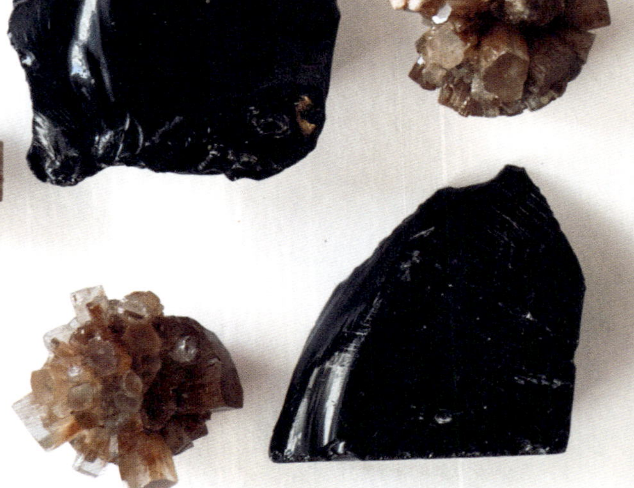

GRÖSSERE STEINE Obsidian
STERNCLUSTER Aragonit

TIPPS Ein Aragonit unter dem Kopfkissen hilft bei Schlaflosigkeit.

Ein Elixier mit Obsidian (siehe Seite 172) verbessert Konzentration und Energiefluss.

Obsidian Kraft und Schutz

Der wirkmächtige Schutz- und Kraftstein dient als Schild gegen Negativität aller Art und reinigt gleichzeitig die Energie in seiner Umgebung. Die erdende Schwingung des Obsidian unterstützt die emotionale Heilung und regt das persönliche Wachstum an.

FÜHRT ZU/UNTERSTÜTZT

- Schutz
- Energie
- Ausgeglichenheit
- Stärke
- Wachstum

FARBE UND ENTSTEHUNG

Der glänzende, opake Stein entsteht aus vulkanischer Lava, die sich rasch abgekühlt hat. Es gibt ihn unter anderem in Schwarz, Braun, Grün und Mahagoni.

VORKOMMEN UND GESCHICHTE

Obsidian findet sich in verschiedenen Teilen der Welt, darunter in den USA, Mexiko, Schottland, Griechenland, Kenia, Japan, Papua-Neuguinea, Australien und Neuseeland. Schon in vorgeschichtlicher Zeit wurden aus dem Stein aufgrund seiner Haltbarkeit und der scharfen Ränder Pfeil- und Speerspitzen sowie Schneiden und Klingen gefertigt. Die Azteken nutzten ihn aber nicht nur zur Herstellung von Waffen, sondern auch als Heilmittel: Einen Balsam mit zermahlenem Obsidian etwa setzten sie zur Wundheilung und Narbenbehandlung ein.

ANWENDUNG

Das Tragen eines Obsidians mindert Angst und Stress und ersetzt zerstreute Energie durch Frieden und Harmonie. Der Stein löst auch Spannungen innerhalb einer Beziehung und vertreibt negative Gefühle wie Eifersucht, Wut oder Verbitterung.

VERWENDUNG IN RÄUMEN

Ein Obsidian über der Eingangstür schützt die häusliche Umgebung vor negativer Energie.

CHAKRAS UND ANWENDUNG AM KÖRPER

Dieser Heilstein ist in erster Linie mit dem Wurzelchakra verbunden. Er vermittelt uns das Gefühl, in unserer Mitte, ausgeglichen und geerdet zu sein.

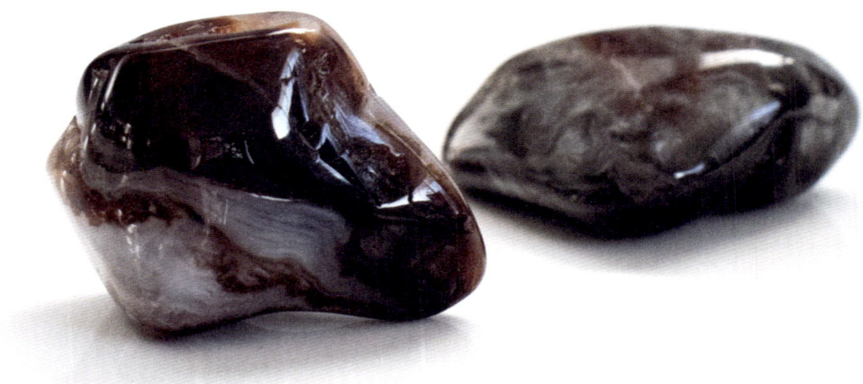

Feuerachat Unterstützung und Sicherheit

Der Feuerachat besitzt eine stärkende und stabilisierende Energie, die uns ein Gefühl von tiefer innerer Ausgeglichenheit vermittelt. Darüber hinaus ist er ein wirkmächtiger Erdungs- und Schutzstein, der in schwierigen Zeiten Unterstützung und Sicherheit schenkt.

FÜHRT ZU/UNTERSTÜTZT

- Kraft/Stärke
- Stabilität
- Schutz
- Unterstützung
- Leidenschaft

FARBE UND ENTSTEHUNG

Der wunderschöne durchscheinende Stein zeichnet sich durch Rot-, Orange- und Braunschattierungen aus. Oft besitzt er verschlungene, flammenähnliche Muster und schillernde goldene, rote sowie gelbe Blitzer.

VORKOMMEN UND GESCHICHTE

Feuerachat kommt in den USA, Mexiko, Brasilien, Island, Marokko und Indien vor. Früher glaubte man, er trüge die Essenz des Feuers in sich, und vor allem die Alchemisten des alten Ägypten versuchten, mit seiner Hilfe gewöhnliche Metalle in Gold zu verwandeln.

ANWENDUNG

Das Tragen dieses Steins verleiht uns Mut, Selbstvertrauen und Stabilität. Er wirkt wie ein Schutzschild gegen negative Energie, seine beruhigende Schwingung vermittelt uns Sicherheit in allen Bereichen des Lebens.

VERWENDUNG IN RÄUMEN

Ein Feuerachat im Schlafzimmer steigert die Leidenschaft in einer Beziehung und sorgt für Vitalität und Lebensfreude. Der hilfreiche Stein verscheucht jegliche Angst vor emotionaler oder körperlicher Nähe.

CHAKRAS UND ANWENDUNG AM KÖRPER

Dieser Heilstein aktiviert das Wurzel- und das Sakralchakra. Er steigert die körperliche Energie, die Vitalität, die Leidenschaft und die Zuversicht.

TIPP Ein Elixier mit Feuerachat (siehe Seite 172) verleiht uns emotionale Kraft, Energie und Mut.

KOMBINIERBAR MIT Gemeinsam mit dem Karneol (siehe Seite 116) fördert der Feuerachat die Sexualität, das Selbstvertrauen und die Kreativität.

Onyx Stärke und Stabilität

Der erdende Stein schenkt uns Kraft und Stabilität und schützt vor Negativität jeglicher Art. Darüber hinaus hilft uns der Onyx dabei, Selbstvertrauen zu entwickeln, und steigert die Lebensfreude.

FÜHRT ZU/UNTERSTÜTZT

- Schutz
- Stärke
- Stabilität
- Vitalität
- Vertrauen/Zuversicht

FARBE UND ENTSTEHUNG

Für gewöhnlich ist der Onyx zwar schwarz, doch kommt er auch in Erdtönen wie Braun oder Grau sowie in Weiß und Rot vor. Der opake Stein besitzt oft hellere Streifen.

VORKOMMEN UND GESCHICHTE

Onyxvorkommen gibt es in den USA, Mexiko, Brasilien, Südafrika, Madagaskar und Indien. Der uralte Stein gilt seit Tausenden von Jahren als Symbol des Schutzes. Im antiken Rom trug man in der Schlacht Amulette aus Onyx, um so Mut zu demonstrieren.

ANWENDUNG

Tragen Sie den Onyx als Schutzschild gegen Negativität: Er erdet uns und befreit uns von Stress. Besonders dann, wenn wir uns antriebslos oder unwohl fühlen, verleiht uns der Stein neue Kraft und Energie.

VERWENDUNG IN RÄUMEN

Der Onyx reinigt alle Räume im Haus energetisch. Er fördert spirituelle und emotionale Wandlungsprozesse und ermuntert uns zur eingehenden Selbstreflexion. Darüber hinaus spornt er uns an, uns zu verbessern.

CHAKRAS UND ANWENDUNG AM KÖRPER

Am engsten ist der Onyx mit dem Wurzelchakra verbunden. Er bringt Stabilität, Stärke und Vitalität.

TIPP Ein Onyx neben dem Bett beugt Albträumen und Schlaflosigkeit vor. Der Stein eignet sich auch für Kinder, die Angst vor der Dunkelheit haben.

KOMBINIERBAR MIT Onyx und Sugilith (siehe Seite 80) stellen in Zeiten der Trauer und des Verlusts, wenn wir Unterstützung besonders nötig haben, eine sehr wirkmächtige Heilsteinkombination dar.

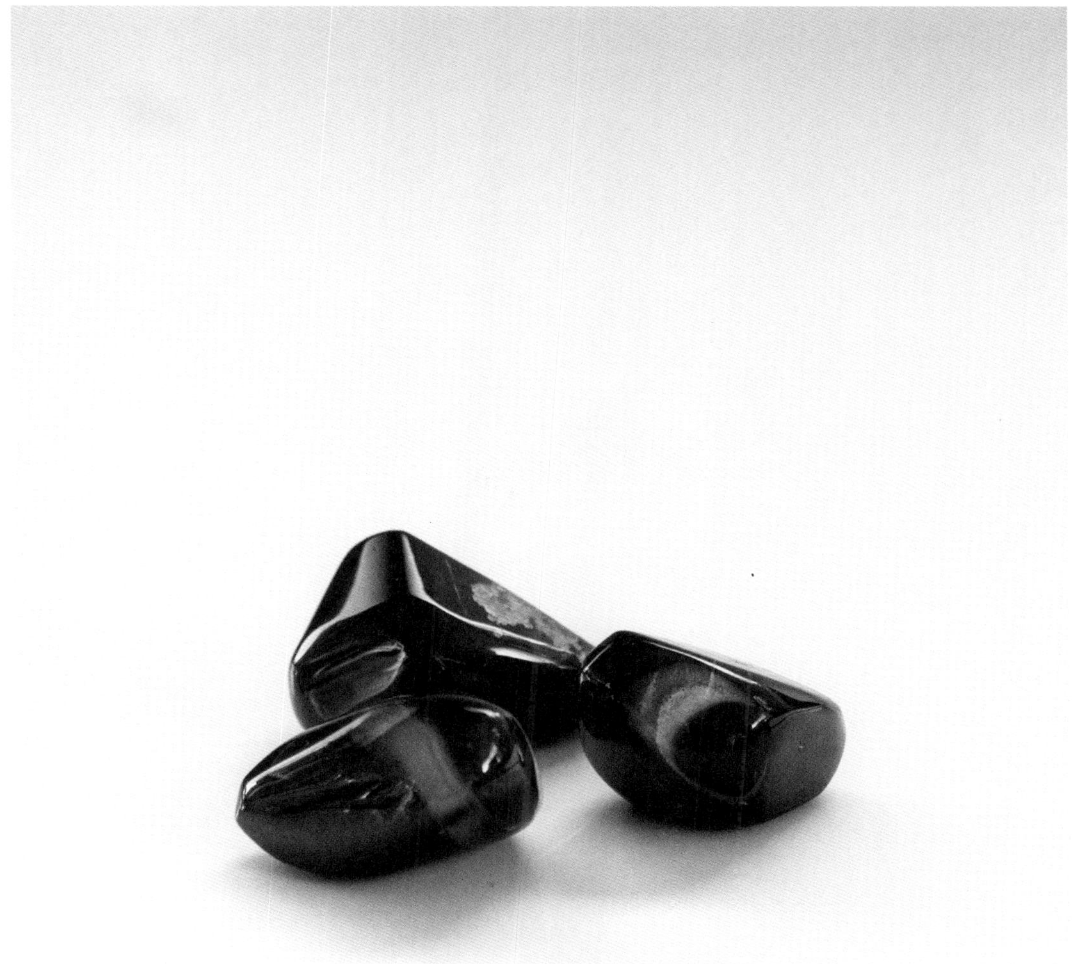

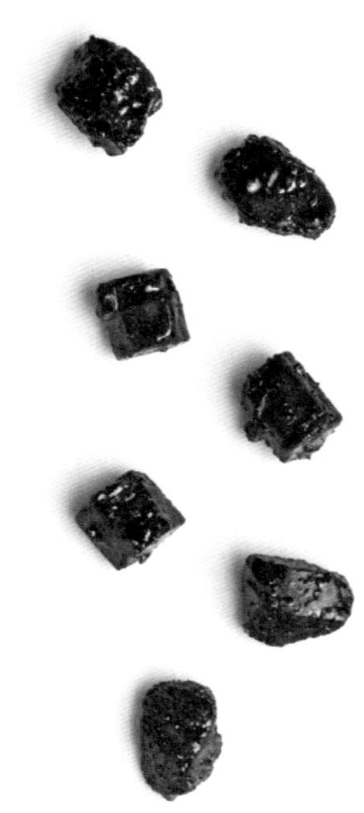

TIPP Ein Saphirelixier (siehe Seite 172) leitet Giftstoffe und Verunreinigungen aus dem Körper.

KOMBINIERBAR MIT Kombinieren Sie den Saphir mit dem Rubin (siehe Seite 73). Gemeinsam fördern die beiden Steine Treue, Liebe und Loyalität in der Beziehung.

Saphir Schutz

Im Buddhismus gilt der Saphir als heiliger Stein und steht für Weisheit, Herrschaftlichkeit, Ehre und Wahrheit. Seine Energie der Ruhe und der Reinheit fördert die geistige Klarheit und den Seelenfrieden. Der Schutzstein befreit uns von negativer Energie, Anspannung und Stress.

FÜHRT ZU/UNTERSTÜTZT

- Schutz
- Stärke
- Weisheit
- Frieden
- Reinheit

FARBE UND ENTSTEHUNG

Am bekanntesten ist dieser Stein in seiner leuchtenden Blauvariante, er kommt jedoch auch in Grün, Schwarz, Gelb, Rosa und Violett vor. Der Saphir kann komplett durchsichtig, trüb oder opak sein.

VORKOMMEN UND GESCHICHTE

Der Stein findet sich in Brasilien, Madagaskar, Indien, Sri Lanka und Australien. Seit Jahrhunderten taucht er in fast jeder Kultur und Religion der Welt auf. Die königlichen Familien im alten Rom und im antiken Griechenland trugen ihn zum Schutz vor Gift, Zauberei und bösen Geistern.

ANWENDUNG

Das Tragen des Saphirs zieht Positivität und Fülle an. Der Stein verstärkt die Intuition und steigert Gedächtnis, Konzentration und Intellekt. Darüber hinaus ist der Saphir auch ein effektiver Reinigungsstein, der Geist und Emotionen klärt.

VERWENDUNG IN RÄUMEN

Ein Saphir am Arbeitsplatz fördert den positiven Fluss ausgewogener Energien. Auch hier zieht er Fülle und Wohlstand an und erhöht Kreativität und mentale Präsenz.

CHAKRAS UND ANWENDUNG AM KÖRPER

In erster Linie ist der Saphir mit dem Stirn- und dem Kehlchakra verbunden. Er erleichtert den Selbstausdruck und die offene Kommunikation.

Hämatit Harmonie

Der Stein steht für Schutz und Ausgeglichenheit. Seine erdende Energie schenkt Geist, Körper und Emotionen Harmonie. Zudem stärkt der Hämatit die Willenskraft und verleiht insbesondere jenen Mut, denen es an Selbstvertrauen mangelt.

FÜHRT ZU/UNTERSTÜTZT

- Schutz
- Mut
- Stabilität
- Unterstützung
- Vertrauen/Zuversicht

FARBE UND ENTSTEHUNG

Der opake Hämatit kann rot oder silbern sein und weist einen metallischen Glanz auf. Er bildet sich auch in Quarzkristallen, wo er wunderschöne Phantome oder Einschlüsse erzeugt.

VORKOMMEN UND GESCHICHTE

Der Stein findet sich in Kanada, den USA, Brasilien, Großbritannien, Schweden, der Schweiz, Italien und Australien. Er kann in vielen Kulturen auf eine lange Anwendungsgeschichte zurückblicken. Die alten Ägypter pulverisierten ihn und malten damit Pharaonengräber aus; die frühen Römer zerrieben den Stein ebenfalls und trugen ihn so auf den Körper auf, in dem Glauben, er verleihe ihnen Mut und Kraft und beschütze sie.

ANWENDUNG

Während der Meditation hilft uns der Hämatit dabei, emotional und spirituell zentriert zu bleiben. Er vertreibt Stress und Angstgefühle und schenkt uns tiefen Frieden sowie Stabilität.

VERWENDUNG IN RÄUMEN

Ein Hämatit in jeder Ecke des Hauses oder der Wohnung verhindert, dass negative Energie in die häusliche Umgebung eindringt.

CHAKRAS UND ANWENDUNG AM KÖRPER

Der Stein wird vor allem mit dem Wurzelchakra assoziiert. Er stabilisiert Geist und Emotionen und fördert unsere Verbindung mit Mutter Erde.

TIPP Tragen Sie einen Hämatit, um geerdet und in Ihrer Mitte zu bleiben. Zudem erhöht der Stein Selbstvertrauen und Selbstwertschätzung.

KOMBINIERBAR MIT Hämatit und schwarzer Turmalin (siehe Seite 127) bilden zusammen eine äußerst wirkmächtige Kombination zum Schutz vor negativen Energien aller Art.

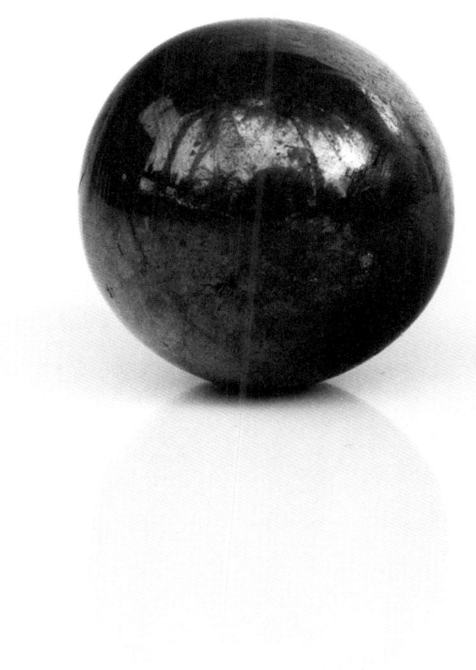

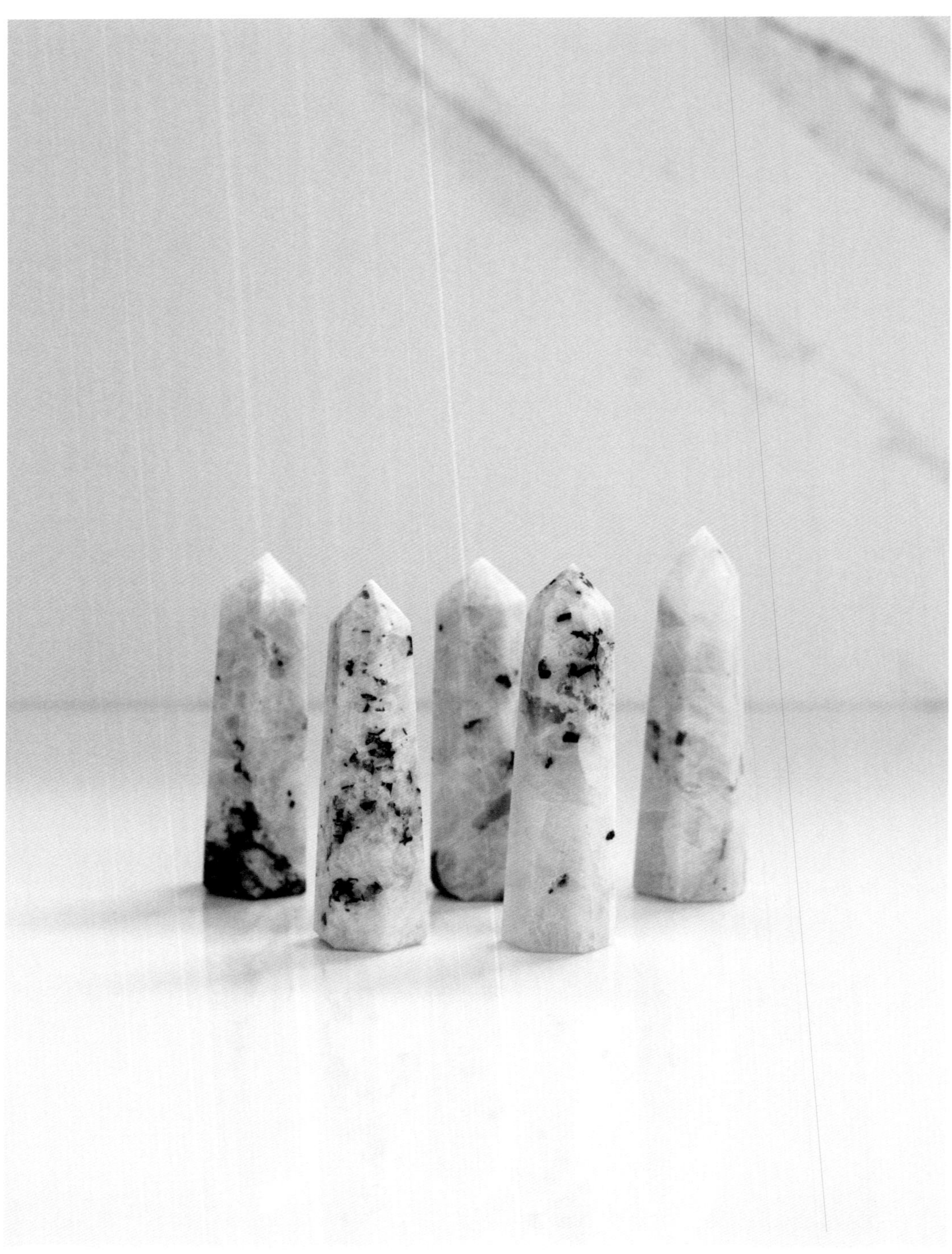

TIPP Zu einem Muster gelegt (siehe Seite 174) zieht der Mondstein eine neue Liebe an oder bringt Harmonie in eine Beziehung, die instabil geworden ist.

KOMBINIERBAR MIT Mondstein und Granat (siehe Seite 113) wirken wunderbar zusammen, um Fülle und Glück anzuziehen.

Mondstein Frieden und Heilung

Der Mondstein gilt als Stein des Schutzes, des Friedens und der Heilung. Seine helle und nährende Energie lässt den Geist zur Ruhe kommen und schenkt uns in schwierigen Zeiten Trost. Darüber hinaus fördert der Stein die Intuition und das spirituelle sowie persönliche Wachstum.

FÜHRT ZU/UNTERSTÜTZT

- Schutz
- Frieden
- Heilung
- Intuition
- Harmonie

FARBE UND ENTSTEHUNG

Der Stein kommt in verschiedenen Weiß-, Grau-, Gelb-, Pfirsich-, Blau-, Grün- und Schwarzschattierungen vor. Oft ist er durchscheinend mit schillernden silbernen und blauen Blitzern.

VORKOMMEN UND GESCHICHTE

Den Mondstein gibt es in vielen Teilen der Welt, darunter in Kanada, Madagaskar, Indien, Russland, Sri Lanka und Australien. Er wird seit Tausenden von Jahren als Glücks- und Schutzamulett geschätzt. Für die alten Griechen repräsentierte er die Mondgöttin Selene.

ANWENDUNG

Am besten spüren Sie die heilenden Wirkungen des Steins, wenn Sie ihn tragen. Auf Reisen schützt der Mondstein vor Unfällen. Da er weibliche Energien in sich trägt unterstützt er vor allem Frauen. Zudem gleicht der Mondstein die Hormone aus und schenkt Geist und Emotionen Harmonie.

VERWENDUNG IN RÄUMEN

Ein Mondstein im Schlafzimmer hilft bei Schlaflosigkeit und erzeugt insbesondere in diesem Raum eine liebevolle und entspannte Atmosphäre.

CHAKRAS UND ANWENDUNG AM KÖRPER

In erster Linie wird der Mondstein mit dem Kronenchakra assoziiert. Er hilft uns beim Entwickeln des emotionalen Bewusstseins und verstärkt die Intuition.

KAPITEL 3

ANWENDUNG DER HEILSTEINE

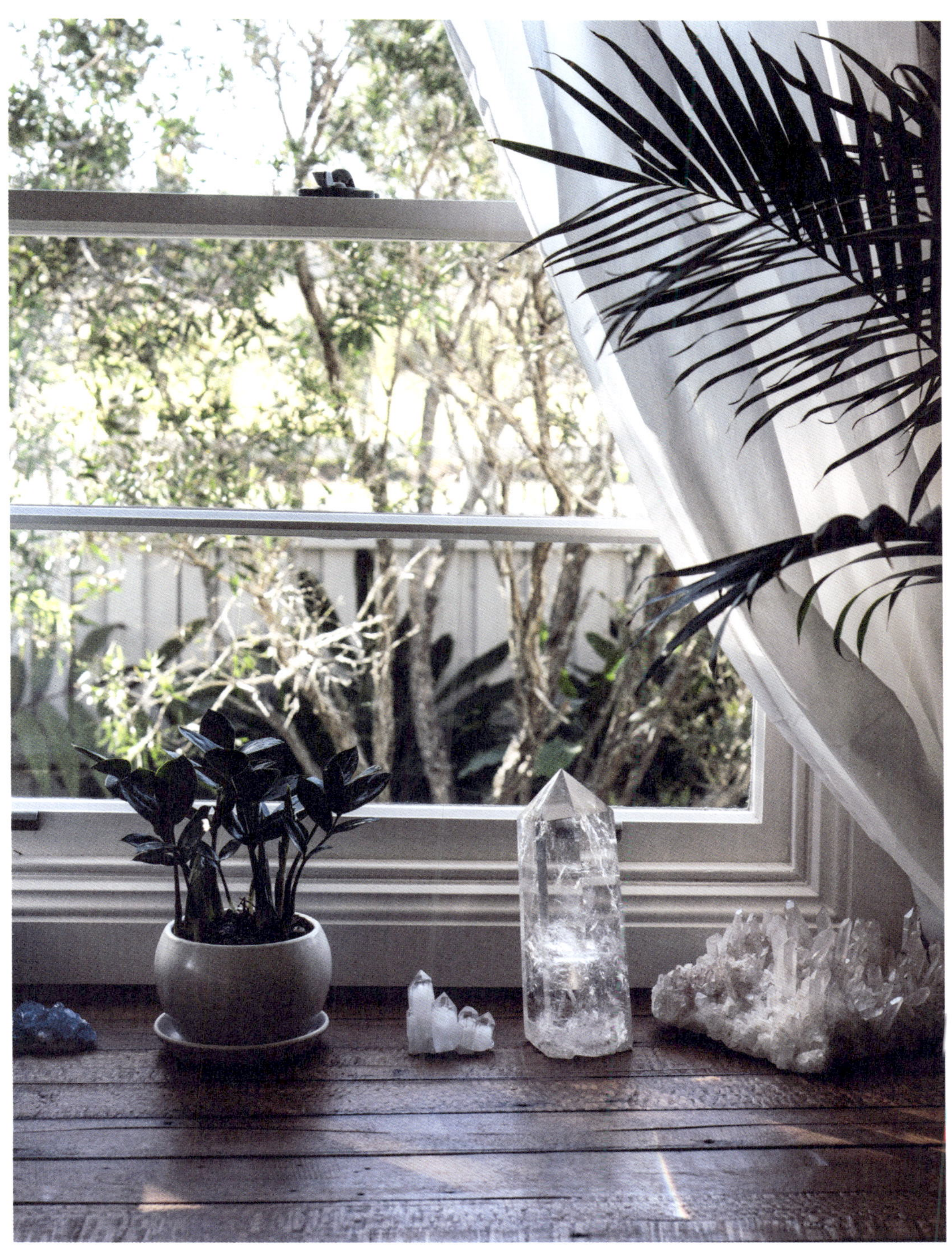

Allgemeine Hinweise

Jeder Stein ist einzigartig in Farbe, Oberflächenbeschaffenheit, Form und Struktur, und all diese Elemente erzeugen gemeinsam die heilende Schwingung des jeweiligen Steins. Diese Schwingung verbindet uns mit der Erde, sie lehrt uns, wie mächtig eine bestimmte Absicht sein kann, und ermuntert uns dazu, zu wachsen, uns zu verändern und der eigenen Intuition zu vertrauen.

Die einzigartige Energie jedes Steins kann zu bestimmten Heilzwecken genutzt werden. Ob Sie nun mit einem Schutzstein wie dem schwarzen Turmalin arbeiten oder einen Stein der Fülle wie den Zitrin verwenden – ein Heilstein in einem schlichten Ritual oder im täglichen Ablauf stellt eine sehr effektive Möglichkeit dar, sich die heilenden Qualitäten dieser wunderschönen Gegenstände zunutze zu machen. In einem Ritual wird der Stein mit einer bestimmten Intention, einer Absicht, aufgeladen: Sie widmen ihn einem bestimmten Zweck und verbinden sich so stärker mit seiner Energie.

Dabei bieten die Steine verschiedene Anwendungsmöglichkeiten, die unsere körperliche und emotionale Gesundheit fördern, vom Elixier über Schönheitsbehandlungen bis zu symmetrischen Mustern und dem Auflegen der Steine auf verschiedene Körperstellen. Folgen Sie Ihrer Intuition, um herauszufinden, welche Steine mit Ihrer Energie mitschwingen und welche Anwendungsmöglichkeit im Moment gerade die geeignete für Sie ist. Vielleicht ist es der beruhigende Amethyst, den Sie brauchen, um während der Meditation Ihr Stirnchakra zu aktivieren. Vielleicht brauchen Sie eher einen Bergkristall, um die Energie anderer Steine, zum Beispiel in einem Steinmuster, zu verstärken. Dieses Kapitel gewährt Ihnen Einblicke in die wichtigsten Heilsteinrituale und -heilmethoden, unter denen Sie die für Sie passenden bestimmt finden.

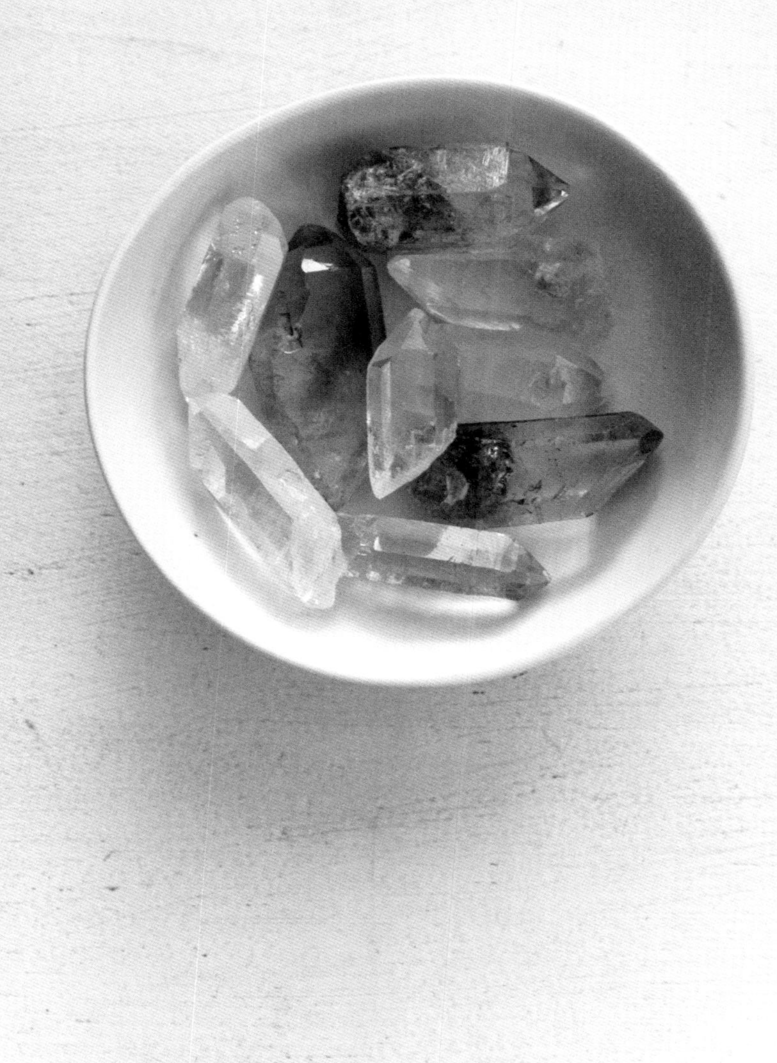

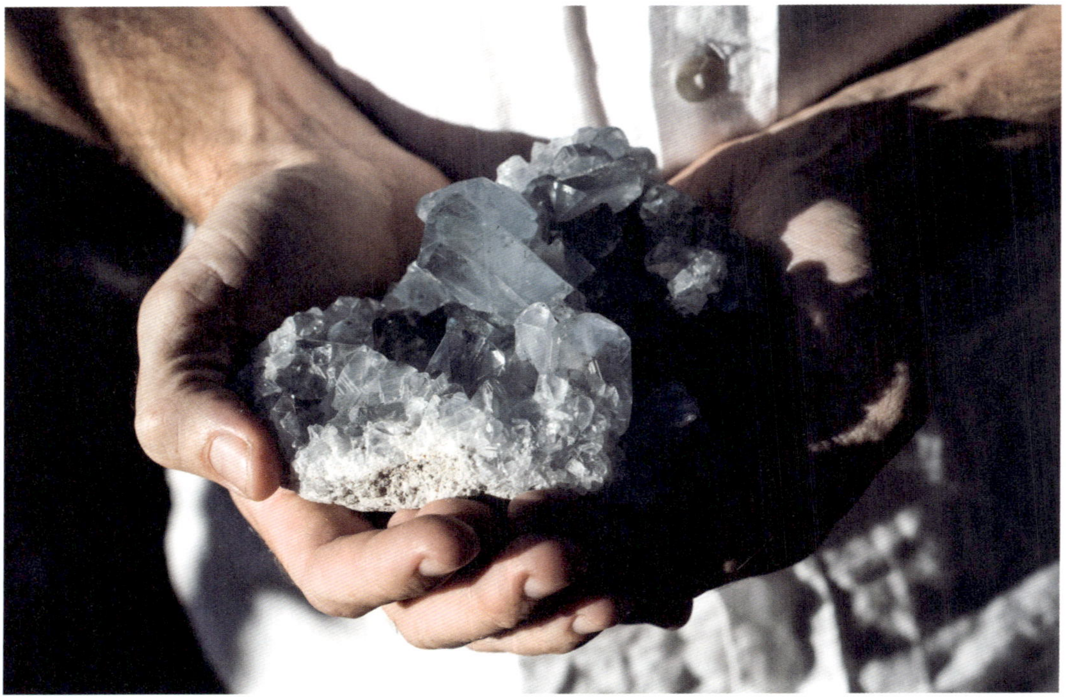

Meditation

Die Meditation ist eine schlichte und doch ausgesprochen effektive Übung, die sich wohltuend auf unser Leben auswirkt – vom Stressmanagement bis zur Steigerung der Produktivität. Jahrhundertelang wurde sie nicht nur auf dem Weg zur spirituellen Erleuchtung, sondern auch zur Erhaltung der körperlichen und emotionalen Gesundheit eingesetzt. Eine tägliche Meditationspraxis – und seien es nur zehn Minuten – klärt den Geist und lädt den Körper mit neuer Energie auf.

Welcher Meditationsmethode Sie sich bedienen, bleibt Ihnen überlassen. Manche Menschen bevorzugen das Wiederholen von Mantras, andere konzentrieren sich auf den Atem oder auf einen bestimmten Gegenstand – wie etwa einen Heilstein. Letzteres verbindet uns stärker mit der Energie des Steins, was wiederum die meditative Erfahrung vertieft. Bergkristall und Amethyst zum Beispiel bringen Klarheit und verstärken gleichzeitig die Intention (siehe Seite 28). Als Konzentrationspunkt lenken die Steine unsere Energie und ermöglichen es uns gleichzeitig, während der Meditation in unserer Mitte und ausbalanciert zu bleiben.

Bei der Arbeit mit einer bestimmten Intention oder einem Chakra kann die Meditation durch einen Heilstein intensiviert werden, der mit eben jener Intention mitschwingt oder das betreffende Chakra aktiviert. Wenn Sie beispielsweise meditieren, um die emotionale Heilung zu fördern, öffnet ein Rosenquarz in jeder Hand das Herzchakra und beschleunigt dadurch den Heilungsprozess. Experimentieren Sie mit verschiedenen Heilsteinen, um herauszufinden, welcher Ihre Meditation mit seiner spezifischen heilenden Schwingung unterstützt.

Die Meditation mit Heilsteinen

Bevor Sie beginnen, sollten Sie den Stein reinigen (siehe Seite 22) und programmieren, das heißt mit Ihrer Intention aufladen (siehe Seite 28).

SIE BRAUCHEN

Kissen, Matte oder Decke
Heilstein Ihrer Wahl

ZEITAUFWAND

Sollten Sie ein Meditationsneuling sein, reichen fünf bis zehn Minuten Meditation pro Tag für den Anfang absolut aus. Sind Sie etwas geübter, können Sie dies auf 15 bis 20 Minuten täglich oder solange Sie möchten steigern.

DER ABLAUF

1. Suchen Sie sich einen ruhigen Ort, an dem Sie bequem sitzen können, und nehmen Sie den Heilstein in die Hand. Schließen Sie die Augen und atmen Sie einige Male tief ein und aus. Versuchen Sie, sich zu entspannen.
2. Sind Sie entspannt, richten Sie Ihre Aufmerksamkeit auf den Heilstein in Ihrer Hand. Nehmen Sie seine Energie wahr. Machen Sie sich keine Sorgen, wenn Ihr Geist abschweift, das ist ganz normal; holen Sie Ihre Aufmerksamkeit einfach jedes Mal ganz sanft wieder zurück.
3. Lassen Sie mit jeder Ein- und Ausatmung mehr Anspannung und Stress los. Lassen Sie die Energie des Steins durch Ihren Körper fließen. Vielleicht findet sie ihren Widerhall in einem bestimmten Chakra?
4. Wenn Sie so weit sind, die Augen wieder zu öffnen, atmen Sie noch ein paar Mal tief ein und aus und genießen Sie die Ruhe und Klarheit, bevor Sie mit Ihrer Aufmerksamkeit in den Alltag zurückkehren.

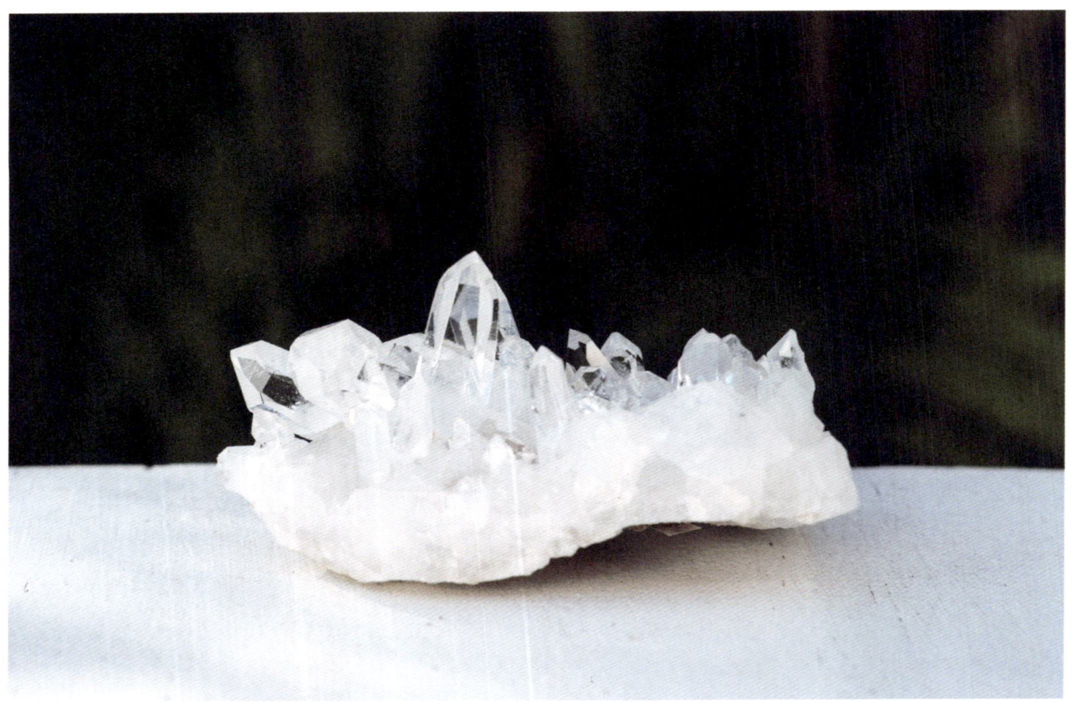

Rituale

Ob es sich nun um ein persönliches Ritual oder eine uralte spirituelle Tradition handelt – es ist immer eine ganz bewusste Handlung, die zu einem bestimmten Zweck durchgeführt wird. Rituale fördern Beständigkeit und Achtsamkeit im Leben, sie motivieren uns zu mehr Engagement. Sie fordern uns im Alltag zu mehr Umsicht auf, was sich positiv auf unser körperliches, emotionales und spirituelles Wohlbefinden auswirkt. Im Folgenden finden Sie einige Vorschläge für Rituale, Sie können natürlich aber auch Ihre eigenen entwickeln.

Neumondritual

Die Absicht auf die Mondphasen abzustimmen ist eine sehr effektive Möglichkeit, sich mit sich selbst und dem Universum zu verbinden. Der Neumond steht für Wachstum und Erneuerung. Zu dieser Zeit können Sie neue Energie in Ihr Leben einladen, indem Sie sich Ziele für den kommenden Monat setzen. Wenn Sie Heilsteine oder andere heilige Gegenstände in das Ritual einbeziehen, verstärkt dies Ihre Intention, und der Manifestationsprozess kann beginnen.

SIE BRAUCHEN

Bergkristall
andere heilige Gegenstände wie eine Kerze, Weihrauch oder Blumen
Räucherwerk aus Salbei oder Palo-Santo-Holz
Feuerzeug/Streichhölzer
Teller oder Meeresschneckengehäuse
Kissen/Decken
Stift und Papier

ZEITAUFWAND

Dieses Ritual wird in einer Neumondnacht durchgeführt. An sich dauert es zwar nicht lange, doch sollten Sie sich mindestens eine Stunde Zeit dafür nehmen, um sich ganz entspannen und so viele Elemente wie möglich einbeziehen zu können.

DER ABLAUF

1. Schaffen Sie sich einen heiligen Ort, an dem Sie nicht abgelenkt werden, vorzugsweise im Freien. Vielleicht möchten Sie Weihrauch, Heilsteine oder andere Gegenstände einbeziehen, denen Sie sich verbunden fühlen.
2. Reinigen Sie den Ort zunächst mit dem Räucherwerk (siehe Seite 162). Konzentrieren Sie sich darauf, die Energie um sich herum zu klären, bevor Sie mit dem Ritual beginnen. Löschen Sie das Räucherwerk mit dem Teller oder dem Schneckengehäuse.
3. Denken Sie nun daran, was Sie im kommenden Mondzyklus erreichen wollen, und schreiben Sie dies auf ein Stück Papier. Es kann eine Liste mit Zielen sein oder auch nur eine positive Absicht.
4. Meditieren Sie über Ihre jeweiligen Ziele, Wünsche und Absichten, während Sie den Heilstein dabei in der Hand halten. Dies initiiert den Manifestationsprozess.
5. Bewahren Sie das Stück Papier an Ihrem heiligen Ort oder zu Hause auf und lesen Sie es sich regelmäßig durch, um sich zu motivieren.

TIPP

Die Liste laut zu lesen und dabei einen Bergkristall zu halten hilft Ihnen dabei, den Manifestationsprozess in Gang zu setzen.

Vollmondritual

Der Vollmond bringt eine Zeit der Reflexion mit sich. Er ermuntert uns dazu loszulassen, was uns nicht mehr dienlich ist, und ebnet so den Weg für größere, hellere Dinge. Indem wir erkennen, wovon wir uns verabschieden sollten, laden wir innere Heilung, Reinigung und Erneuerung in unser Leben ein. Ein Heilstein bei einem Vollmondritual verstärkt die Intentionen und erleichtert Heil- sowie Wandlungsprozesse.

TIPP
Nach diesem Ritual sollten Sie Ihren Heilstein reinigen und wieder aufladen (siehe Seite 22). Lassen Sie ihn bis zum Morgen bei Vollmond liegen.

SIE BRAUCHEN

Bergkristall
Weihrauch oder Blumen
Räucherwerk aus Salbei oder Palo-Santo-Holz
Feuerzeug/Streichhölzer
Teller oder Meeresschneckengehäuse
Kissen/Decken
Stift und Papier
Kerze

ZEITAUFWAND

Dieses Ritual wird in einer Vollmondnacht durchgeführt. An sich dauert es zwar nicht lange, doch sollten Sie sich mindestens eine Stunde Zeit dafür nehmen, um sich ganz entspannen und so viele Elemente wie möglich einbeziehen zu können.

DER ABLAUF

1 Schaffen Sie sich einen heiligen Ort, an dem Sie nicht abgelenkt werden, vorzugsweise im Freien. Vielleicht möchten Sie Weihrauch, Heilsteine oder andere Gegenstände einbeziehen, denen Sie sich verbunden fühlen.

2 Reinigen Sie den Ort zunächst mit dem Räucherwerk (siehe Seite 162). Konzentrieren Sie sich darauf, die Energie um sich herum zu klären, bevor Sie mit dem Ritual beginnen. Löschen Sie das Räucherwerk mit dem Teller oder dem Schneckengehäuse.

3 Denken Sie an die beiden Wochen, die seit dem Neumondritual vergangen sind. Was haben Sie erreicht? Warum haben Sie etwas nicht erreicht?

4 Schreiben Sie auf, wovon Sie sich verabschieden möchten. Dies kann eine schlechte Angewohnheit, ein negatives Gedankenmuster oder auch ein Mensch sein, von dem Sie sich emotional lösen wollen.

5 Verbrennen Sie das Stück Papier mithilfe der Kerze. Konzentrieren Sie sich dabei darauf, jegliche negative Energie loszulassen. Denken Sie einige Augenblicke lang darüber nach, wie positiv sich dies auf Ihr Leben auswirken wird. Nun können Sie weiterziehen und sich wieder ganz auf Ihre Absichten konzentrieren.

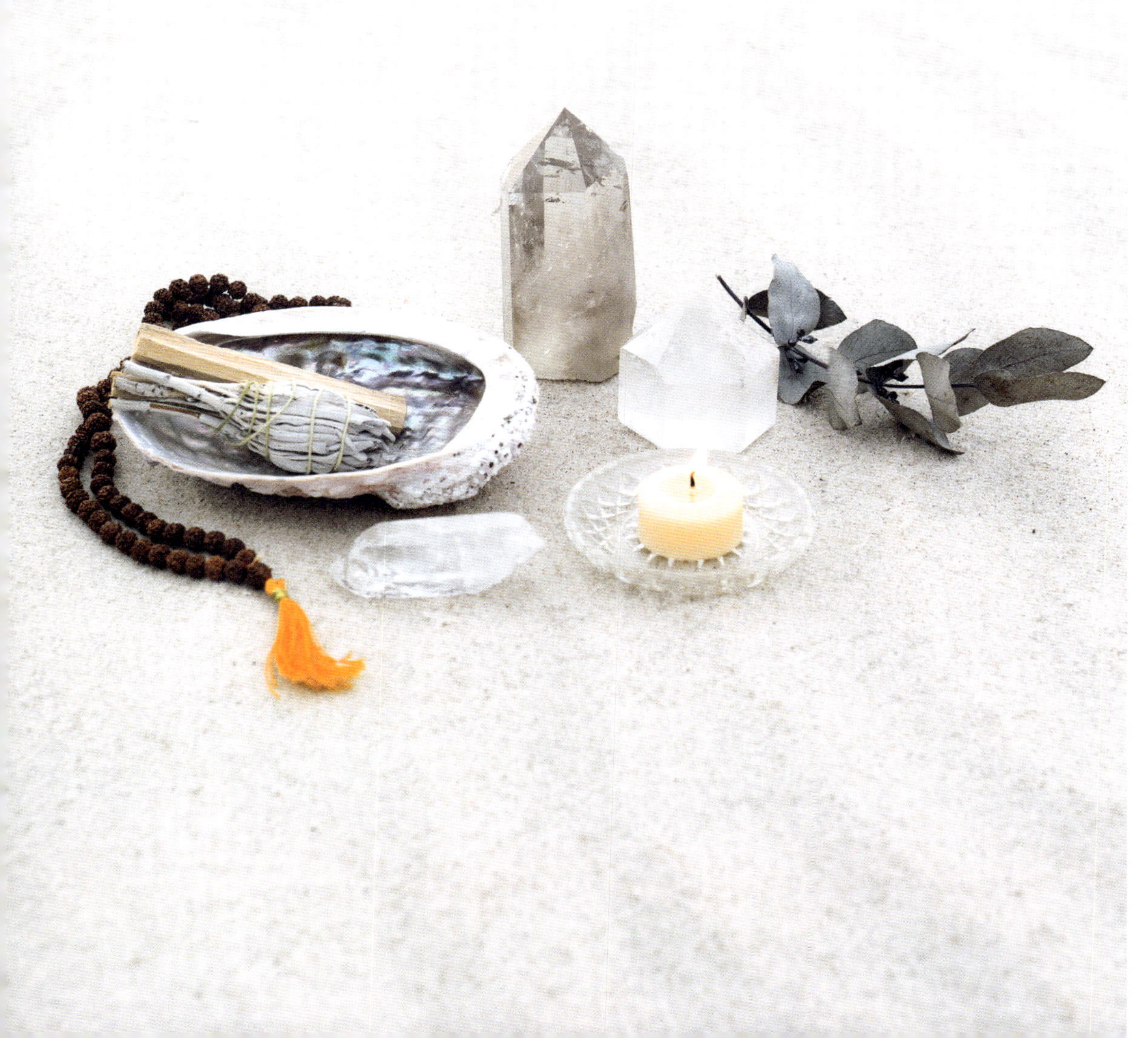

Ritual zum Reinigen von Räumen oder Orten

Dieses Ritual eignet sich hervorragend dafür, Räume oder Orte von jeglicher stagnierender oder negativer Energie zu reinigen. Durch die Kombination ausgesprochen wirkmächtiger Reinigungswerkzeuge – Salbei, Kerzen, Selenit und schwarzer Turmalin – erzeugen Sie einen energetischen Schutzschild und fördern Ausgewogenheit, Harmonie und Frieden in Ihrer Umgebung.

SIE BRAUCHEN

4 schwarze Turmaline, gereinigt
4 Selenite, gereinigt
Salbeistab
Feuerzeug/Streichhölzer
Teller oder Meeresschneckengehäuse

ZEITAUFWAND

Dieses Ritual nimmt weniger als 30 Minuten in Anspruch und ist somit immer dann leicht durchführbar, wenn Sie das Gefühl haben, dass Ihre Umgebung eine energetische Reinigung braucht.

DER ABLAUF

1 Reinigen Sie den Raum zunächst physisch, indem Sie Ordnung schaffen und putzen. Lassen Sie dann so viel Licht und Luft wie möglich hinein. Auch wenn Ihnen das Putzen keinen Spaß macht - es ist wichtig für das Ritual. Sie werden den Unterschied sofort spüren.
2 Programmieren Sie die Heilsteine (siehe Seite 28), damit sie gut zusammenwirken.
3 Legen Sie je einen schwarzen Turmalin und einen Selenit in jede Ecke des Raumes, dies erzeugt einen energetischen Schutzschild. Der schwarze Turmalin ist ein wirkungsvoller Reinigungsstein, der unerwünschte Energien und elektromagnetische Felder absorbiert. Der Selenit verstärkt diesen Prozess, indem er leichte, helle und friedvolle Schwingungen verbreitet.
4 Zünden Sie anschließend den Salbeistab an und reinigen Sie sich selbst, indem Sie den Rauch vor sich, über sich und hinter sich verteilen. Verwenden Sie darauf besonders viel Sorgfalt. Schreiten Sie nun an den Wänden entlang den Raum ab und reinigen Sie ihn mit dem Rauch. Sie können dabei auch eine Visualisierung oder eine Affirmation wie »Ich fülle den Raum mit positiver Energie« nutzen.
5 Löschen Sie das Räucherwerk mit dem Teller oder dem Schneckengehäuse. Lassen Sie die Heilsteine mindestens zwölf Stunden in dem Raum liegen, bevor Sie sie entfernen, reinigen und wieder aufladen.

TIPP

Sollten Sie sich zu Hause einen kleinen Altar oder einen anderen heiligen Platz eingerichtet haben, können Sie dort während des Rituals auch eine Kerze entzünden.

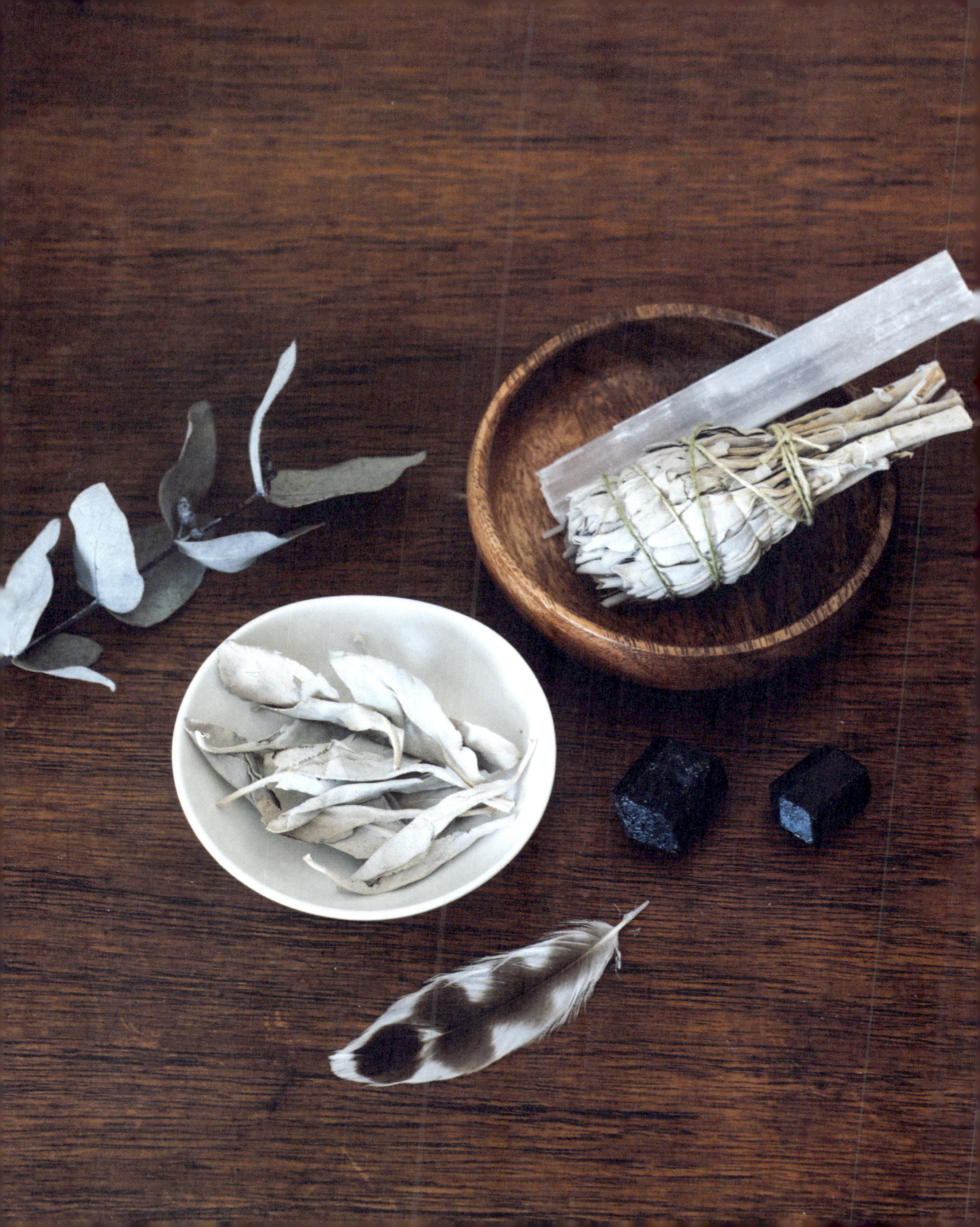

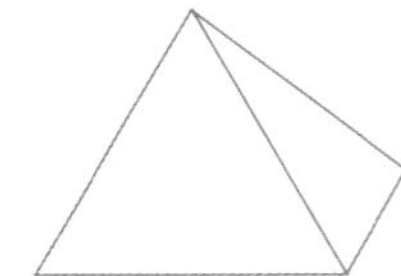

Chakras und Auflegen der Steine

Die Chakras sind die Energiezentren unseres Körpers, die für einen gleichmäßigen Fluss der Energie sorgen und so unser körperliches, emotionales und spirituelles Wohlbefinden sicherstellen. Ist eines dieser Energiezentren blockiert, hat dies Unausgewogenheit zur Folge; wir fühlen uns losgelöst – von anderen, vom Universum und von uns selbst. Ins Gleichgewicht bringen können Sie die Chakras durch Atemübungen, Yoga und andere Praktiken wie etwa die Verwendung von Heilsteinen. Letzteres schenkt Geist und Körper Ausgeglichenheit und Harmonie.

Je nach Farbe und Heilqualitäten ist jedem Stein ein bestimmtes Chakra zugeordnet. Es genügt schon, den Stein auf die betreffende Stelle am Körper aufzulegen, um emotionale oder körperliche Blockaden effektiv zu beseitigen. Dieses Ritual wird seit Tausenden von Jahren praktiziert.

Wenn Sie es wöchentlich durchführen, kommen Sie bald wieder ins Gleichgewicht oder erst gar nicht ins Ungleichgewicht. Gehen Sie es jedoch langsam an und konzentrieren Sie sich zunächst nur auf ein Chakra. Arbeiten Sie sich vom Wurzelchakra bis zum Kronenchakra hinauf. Sind Sie mit der Praxis vertraut, können Sie auch alle Steine auf einmal auf die Chakras auflegen und sie mindestens 15 Minuten lang an Ort und Stelle lassen. Manche Menschen spüren sofort eine Veränderung im Energiefluss, bei anderen dauert es etwas länger.

In der folgenden Tabelle finden Sie die Chakras, ihre Lage, ihre Bedeutung und die zugeordneten Farben und Heilsteine.

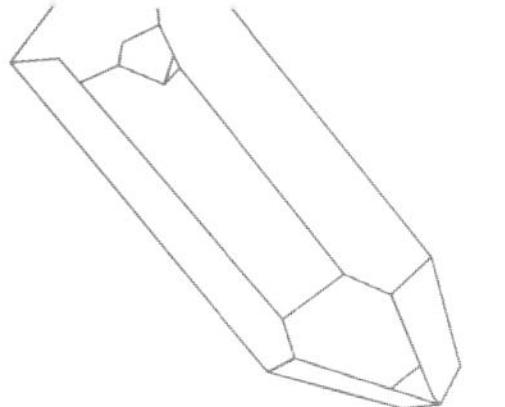

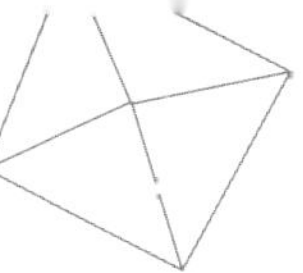

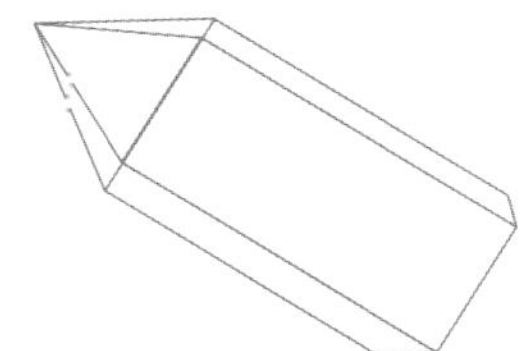

CHAKRA	LAGE	FARBE(N)	VERBUNDEN MIT	HEILSTEINE
Wurzelchakra	Basis der Wirbelsäule	Rot und Schwarz	Balance, Stabilität, Erdung, Sicherheit, Energie	Rubin, Hämatit, roter Jaspis, Granat
Sakralchakra	Unterhalb des Nabels	Orange	Sexualität, Kreativität, Emotion, Intuition	Karneol, orangefarbener Kalzit, Vanadinit
Nabelchakra	Oberbauch	Gelb	Ehrgeiz, Macht, Vertrauen, Persönlichkeit, Intellekt	Zitrin, Tigerauge, Pyrit
Herzchakra	Brustmitte	Grün und Rosa	Liebe, Mitgefühl, emotionales Gleichgewicht	Chrysopras, Jade, Rosenquarz, Rhodochrosit
Kehlchakra	Über dem Schlüsselbein	Blau	Kommunikation, Ausdruckskraft, Führung	Sodalith, Türkis, Aquamarin, blauer Kalzit
Stirnchakra	Zwischen den Augen	Indigo	Spirituelles Bewusstsein, Intuition, Konzentration	Amethyst, Sugilith, Lapislazuli, blauer Saphir
Kronenchakra	Scheitelpunkt des Kopfes	Lila oder Weiß	Bewusstsein, Erleuchtung, Einheit, Frieden	Amethyst, Lepidolith, Bergkristall, Diamant

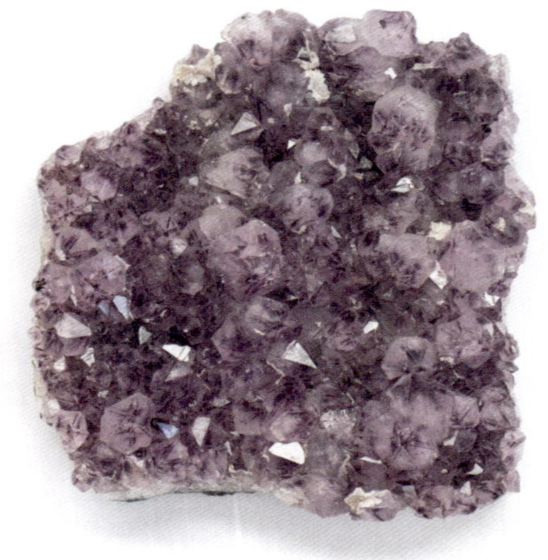

Massagen und andere Anwendungen

Die Anwendung der Heilsteine bei der Massage wird schon seit Hunderten von Jahren geschätzt, da sie zu sowohl körperlicher als auch emotionaler Ausgeglichenheit und Gesundheit führt. Insbesondere bei Praktiken wie der Reflexzonenmassage oder Gua Sha fördern die Schwingungen der verschiedenen Steine die energetische Heilung und aktivieren die Zell-, Muskel- und Organfunktion.

Gleichzeitig werden bei einer Massage oder anderen Anwendungen mit Heilsteinen die Energiezentren, die Chakras, ausgeglichen. Am besten geeignet für eine Massage sind polierte Steine in Form von Kugeln, Stäben oder Trommelsteinen; sie lassen sich leicht in die unterschiedlichsten Massagetechniken integrieren und fördern so den Energiefluss im ganzen Körper.

Reflexzonenmassage mit Heilsteinen

Bei dieser uralten Praktik werden die Hände oder Füße massiert, um bestimmte korrespondierende Bereiche im Körper anzusprechen. Die Technik entgiftet, verbessert die Blutzirkulation und reduziert Stress. Durch die Anwendung von Heilsteinen bei der Reflexzonenmassage wird die Behandlung noch effektiver, da sie energetische Dysbalancen ausgleicht und die Chakras aktiviert. Die folgende einfache Heilsteinmassage kann an Händen oder Füßen durchgeführt werden; sie erhöht den Energiefluss im Körper.

SIE BRAUCHEN

Heilsteinöl oder -elixier Ihrer Wahl
abgerundeter Amethyststab

ZEITAUFWAND

Massieren Sie, solange Sie möchten – bis zu 20 Minuten ist eine gute Richtlinie. Besonders entspannend ist die Massage vor dem Zubettgehen oder nach dem Duschen, wenn die Muskeln ohnehin schon »weich« sind.

DER ABLAUF

1. Massieren Sie das Heilsteinöl oder -elixier sanft in jeden Bereich Ihrer linken Hand ein.
2. Massieren Sie nun mit dem Amethyststab weiter in einer kreisenden Bewegung im Uhrzeigersinn. Entspannen Sie die Muskeln und konzentrieren Sie sich dabei auf die heilende Energie des Steins.
3. Spüren Sie nach, ob es noch Bereiche gibt, die angespannt sind. Bearbeiten Sie diese weiter, indem Sie allmählich den Druck erhöhen.
4. Atmen Sie zum Abschluss wie bei einer Meditation einige Male tief ein und aus.
5. Wiederholen Sie die Massage an der rechten Hand.

TIPP

Für diese Massage wurde der Amethyst aufgrund seiner heilenden und beruhigenden Qualitäten gewählt. Sie können aber auch jeden anderen Ihnen angenehmen Heilstein dafür verwenden.

Gua-Sha-Gesichtsmassage

Gua Sha ist eine uralte chinesische Heilmethode. Sie fördert die Durchblutung, befreit den Körper über die Haut von Giftstoffen und wirkt entzündungshemmend. Durch die Entspannung in der Muskulatur wird stagnierende Energie wieder zum Fließen gebracht, sodass der Körper heilen und sich erneuern kann. Um die Vorteile dieser Massagetechnik noch zu steigern, werden die dabei verwendeten Geräte meist aus Steinen mit verjüngenden Eigenschaften gefertigt, etwa aus Rosenquarz oder Jade. Und nicht zuletzt wird so aus der Massage auch gleich ein Schönheitsritual für eine gesunde, strahlende Haut.

SIE BRAUCHEN

Hagebutten-/Arganöl oder Feuchtigkeitscreme

Gua-Sha-Gesichtsmassageroller aus Rosenquarz oder Jade

ZEITAUFWAND

Führen Sie die Gua-Sha-Gesichtsmassage zehn bis fünfzehn Minuten lang durch. Sie können sie anwenden, so oft Sie möchten, in der Regel sollten zwei- bis dreimal pro Woche jedoch ausreichen.

DER ABLAUF

1 Bereiten Sie das Gesicht zunächst vor, indem Sie die Haut gründlich reinigen.

2 Tragen Sie das Hagebutten- oder Arganöl oder die Feuchtigkeitscreme auf. So gleitet das Massagegerät mühelos, und die Haut wird nicht gereizt.

3 Fahren Sie nun mit dem Massagegerät und leichtem Druck gleichmäßig von den Augenbrauen nach oben zum Haaransatz. Wiederholen Sie die Bewegung jeweils drei- bis fünfmal.

4 Fahren Sie nun unter den Augen in der linken Gesichtshälfte fort. Sie beginnen in der Mitte des Gesichts und streichen über den Wangenknochen bis zur Schläfe. Streichen Sie immer aufwärts, da Sie die Haut anheben wollen. Drei- bis fünfmal wiederholen.

5 Beginnen Sie anschließend – immer noch links – am Nasenflügel und fahren Sie mit dem Massagegerät bis zum Ohr. Drei- bis fünfmal wiederholen.

6 Wiederholen Sie die Schritte 4 und 5 auf der rechten Seite.

7 Für den Bereich um Mund und Kinn beginnen Sie in der Mitte des Gesichts und fahren mit dem Massagegerät zuerst zum linken und danach zum rechten Ohrläppchen.

8 Für den Hals- und Kehlbereich beginnen Sie unter dem Kinn und fahren mit dem Massagegerät bis hinunter zum Schlüsselbein.

TIPP

Falls Sie kein Gua-Sha-Gerät besitzen, können Sie auch einen Massagestab oder einen Trommelstein verwenden.

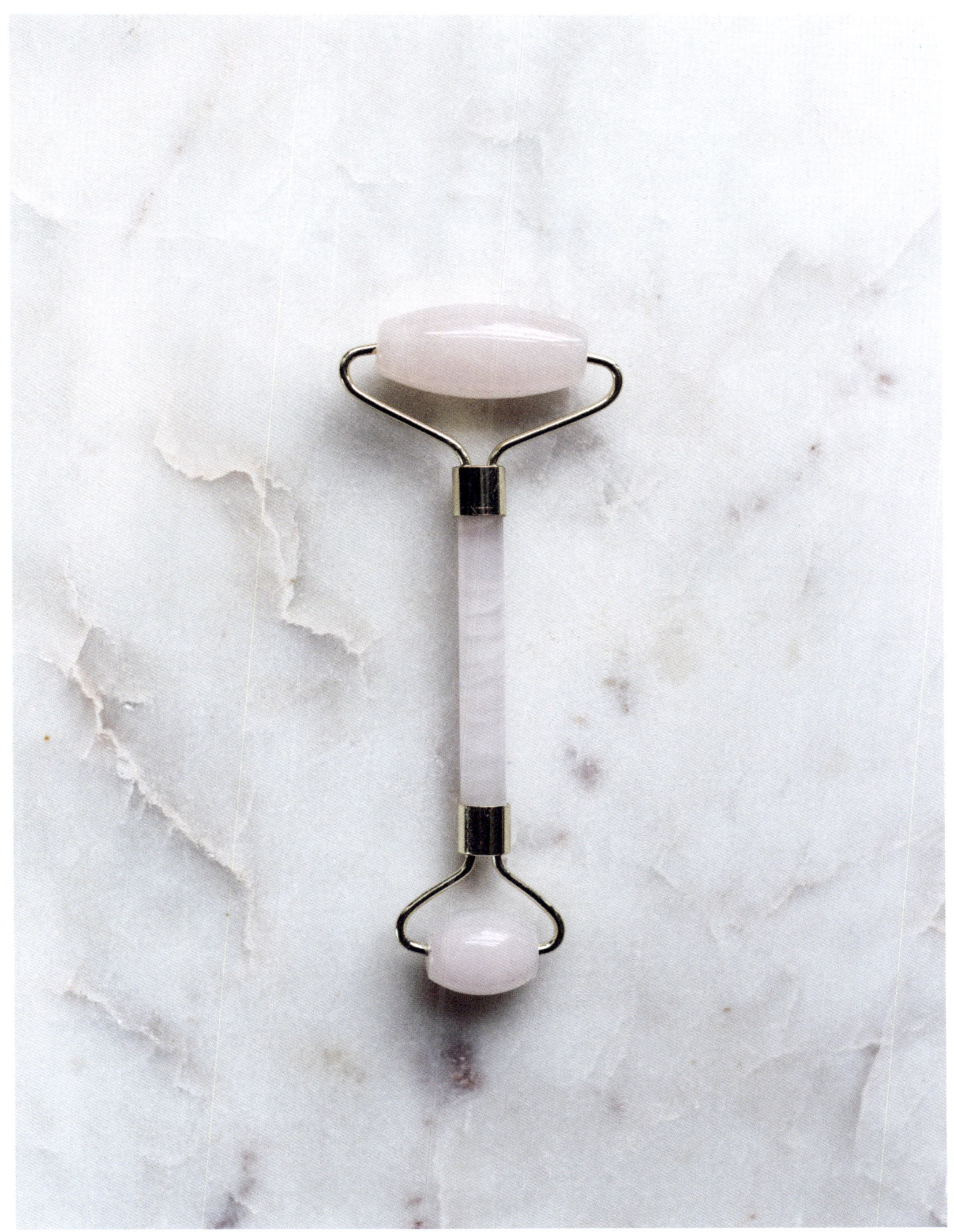

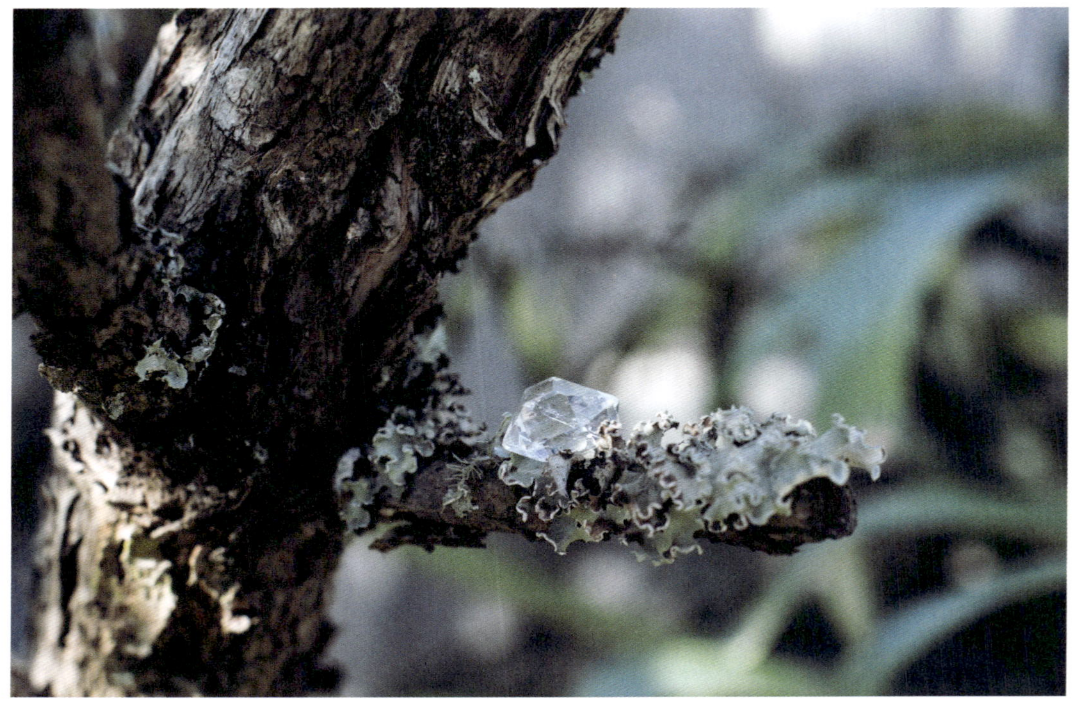

Heilsteine und Schönheit

Mit ihrer heilenden Energie können Heilsteine auf vielerlei Weise auch Ihre tägliche Schönheitspflege unterstützen. Sie fördern die Zellfunktion und verleihen der Haut ein gesundes Strahlen. Ein Amethyst oder ein Quarz macht aus einem gewöhnlichen Bad ein besonders entspannendes Erlebnis, ein Aquamarin in einem Gesichtsspray reinigt und sorgt für einen rosigen Teint. Wie auch immer Sie sie verwenden: Die wirkmächtigen Schwingungen der Heilsteine schenken Ihnen auf jeden Fall ein Gefühl der Entspannung, Verjüngung und Regeneration.

Bei der Reinigung und Pflege der Haut haben sich Rosenquarz und Jade besonders bewährt. Ein Gesichtsmassageroller aus diesen Steinen etwa wirkt wahre Wunder – was schon die sagenhaft schöne Kleopatra gewusst haben soll, denn sie badete einerseits mit Rosenquarz und verwendete den pulverisierten Heilstein andererseits in Gesichtsmasken.

Gesichtsmaske mit Rosenquarz

Diese einfache Gesichtsmaske mit Rosenquarz wirkt wie eine Frischzellenkur für Ihre Haut.

SIE BRAUCHEN

1 oder mehr Rosenquarzrohsteine
¼ Glas gefiltertes Wasser
1 kleine Schale
2–3 Tropfen Hagebutten-(Wildrosen-)öl
1 TL Tonerde-Gesichtsmaske

ZEITAUFWAND

Die Zubereitung der Maske dauert etwa 20 Minuten. Wenn Sie sie aufgetragen haben, sollten Sie sie trocknen lassen und anschließend abwaschen.

DER ABLAUF

1 Legen Sie den Rosenquarz in das Glas Wasser und lassen Sie ihn im direkten Sonnen- oder Mondlicht mindestens 15 Minuten stehen.
2 Nehmen Sie den Rosenquarz aus dem Wasser und geben Sie das Wasser in die kleine Schale. Vermischen Sie das Wasser mit dem Öl und der Tonerde-Gesichtsmaske zu einer Paste.
3 Tragen Sie diese gleichmäßig auf das Gesicht auf. Trocknen lassen und anschließend mit lauwarmem Wasser abwaschen.

TIPP

Experimentieren Sie auch mit anderen Steinen wie Jade, Amethyst oder Bergkristall.

HEILSTEINE UND ANTI-AGING

Einige Heilsteine besitzen Eigenschaften, die der Hautalterung entgegenwirken, weshalb sich die Steine hervorragend zur Auffrischung der Hautzellen eignen. Entsprechende Produkte wie Gesichtsmassageroller oder Gua-Sha-Massagegeräte aus Jade, Rosenquarz oder Amethyst sind überall erhältlich, ebenfalls weitverbreitet sind kosmetische Feuchtigkeits- und Reinigungsprodukte, in denen Heilsteine verwendet werden. Auch dem Bergkristall, dem schwarzen Turmalin und dem Aquamarin sagt man Anti-Aging-Effekte nach. Legen Sie die Steine ins Wasser, lassen Sie sie darin eine Zeit lang liegen und benutzen Sie das Elixier anschließend als Badezusatz oder Gesichtswasser, mit dem Ihre Haut die verjüngenden Inhaltsstoffe aufnehmen kann.

Heilsteinelixier

Das Heilsteinelixier stellt eine einfache und doch ausgesprochen effektive Möglichkeit dar, mit der heilenden Energie der Steine zu arbeiten. Wird reines Wasser mit den Schwingungen der Steine aufgeladen, übernimmt es die heilenden Qualitäten des jeweiligen Steins. Die Essenz erhöht Ihre Schwingung und fördert so Gesundheit und Wohlbefinden. Im Folgenden finden Sie ein leicht zuzubereitendes Rezept für ein Heilsteinelixier; welchen Heilstein Sie dafür verwenden, hängt von Ihren momentanen Bedürfnissen ab.

SIE BRAUCHEN

1 oder mehr Heilsteine Ihrer Wahl
Räucherwerk aus Salbei oder Palo-Santo-Holz
Feuerzeug/Streichhölzer
¾ Glas frisches Wasser
1 Glas
¼ Glas Wodka
1 kleine Tropfflasche

ZEITAUFWAND

Die Zubereitung eines Heilsteinelixiers ist nicht schwer und dauert fünf bis zehn Minuten. Lassen Sie die Essenz anschließend eine Stunde oder länger ziehen.

DER ABLAUF

1 Wählen Sie den passenden Heilstein aufgrund seiner Eigenschaften und Ihrer momentanen Bedürfnisse aus. Doch Achtung: Manche Steine sind giftig oder lösen sich in Wasser auf. Sollten Sie diesbezüglich unsicher sein, wählen Sie die indirekte Anwendung (siehe Seite 173).
2 Reinigen Sie den Stein mit Wasser und Salbei oder Palo-Santo-Holz.
3 Programmieren Sie den Stein, indem Sie ihn mit einer Intention aufladen. Wenn Sie zum Beispiel einen Amethyst aufgrund seiner beruhigenden Eigenschaften gewählt haben, ist Ihre Intention vielleicht, sich bei Ängsten oder Schlaflosigkeit helfen zu lassen. Verwenden Sie einen Zitrin, wünschen Sie sich möglicherweise Glück, Licht und Fülle in Ihrem Leben.
4 Legen Sie den Stein in das Wasser und lassen Sie ihn mindestens eine Stunde lang im Sonnen- oder Mondlicht stehen. Sie können ihn auch von Sonnenauf- bis Sonnenuntergang oder über Nacht stehen lassen.
5 Entfernen Sie den Stein und gießen Sie das Wasser zusammen mit dem Wodka in das frische Glas.
6 Füllen Sie die Tropfflasche im Verhältnis ¾ zu ¼ mit frischem Wasser und dem Elixier. Die besten Ergebnisse erzielen Sie, wenn Sie die Flüssigkeit einnehmen – drei bis vier Tropfen zweimal am Tag – oder auf die Haut auftragen.

TIPP
Sie können für die Heilsteinessenzen auch Öl statt Wasser verwenden. Dies ergibt einen wundervoll pflegenden Balsam oder nährende Hautsalben.

INDIREKTE ANWENDUNG

Für potenziell giftige Steine wie Malachit oder Pyrit empfiehlt sich die indirekte Anwendung des Heilsteinelixiers. Dafür legen Sie den Stein in ein kleines Glasgefäß und stellen dies in das Wasser. Der Stein kommt also nicht in direkten Kontakt mit dem Wasser, dennoch absorbiert Letzteres die Schwingungsenergie des Steins.

RAUM- UND GESICHTSSPRAYS

Auch ein Raum- oder Gesichtsspray mit Heilsteinen bietet Ihnen die Vorteile der gesamten Heilpalette des jeweiligen Steins. Dafür folgen Sie zunächst den Schritten 1 bis 4 der Elixierzubereitung auf Seite 172. Geben Sie das Wasser ohne Alkohol in einen Zerstäuber. Für das Raumspray fügen Sie einige Tropfen Ihres ätherischen Lieblingsöls hinzu, für das Gesichtsspray geben Sie neben dem ätherischen Öl noch einige Tropfen feuchtigkeitsspendendes Öl wie Argan-, Mandel- oder Hagebutten-(Wildrosen-)öl dazu.

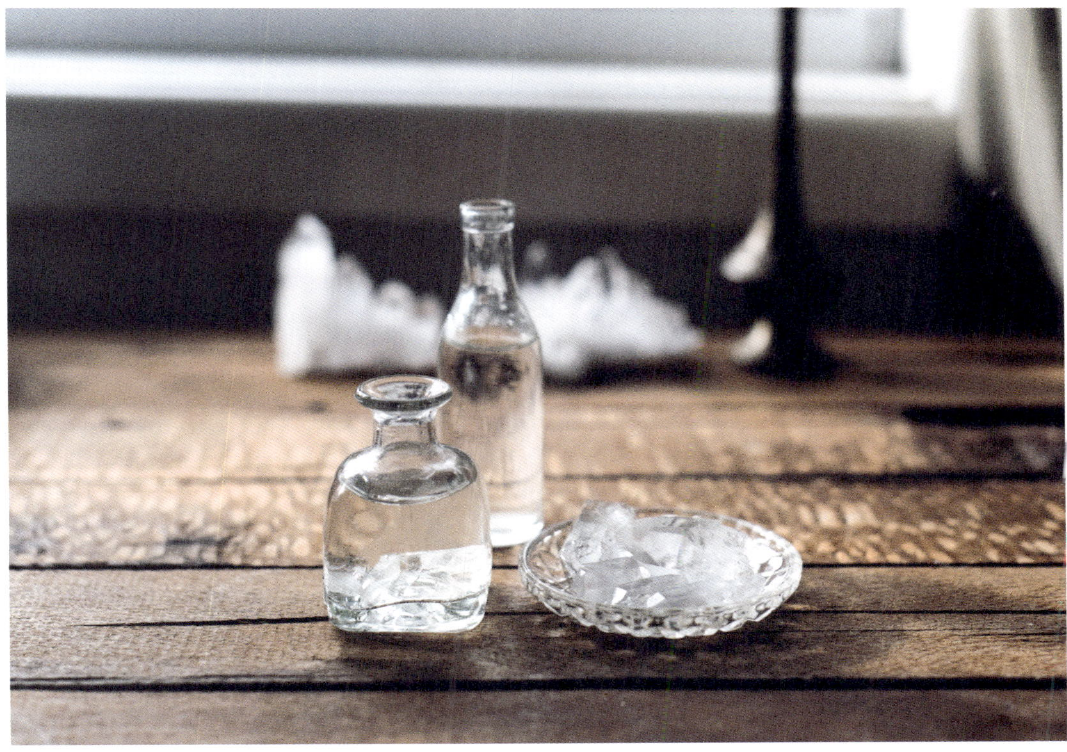

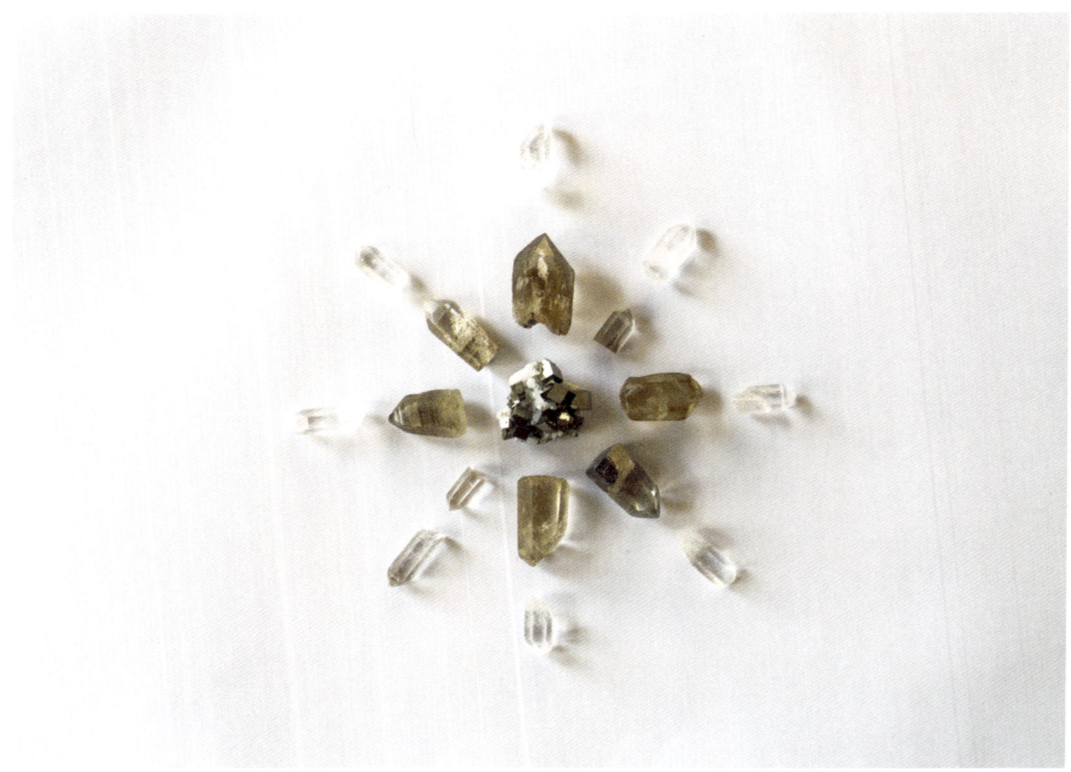

Ein Muster aus Steinen

Mehrere Heilsteine, die Sie zu einem symmetrischen Muster legen, lenken den Energiefluss auf ein bestimmtes Ziel. Ein solches Muster kann dazu verwendet werden, die Energie an einem Ort zu verändern oder einen Wunsch Wirklichkeit werden zu lassen. Für Letzteres laden Sie das Muster mit Ihrer Intention auf. Die Auswahl der passenden Heilsteine ist ein wichtiger Bestandteil des Procederes. Wählen Sie die Steine entweder nach Farbe oder heilenden Qualitäten aus und gehen Sie dabei intuitiv und kreativ vor.

Für Erfolg und Fülle

Mit diesem Muster ziehen Sie Erfolg und Fülle in Ihr Leben. Die folgenden Schritte bieten Ihnen lediglich eine Orientierungshilfe – folgen Sie beim Legen der Muster immer auch Ihrer Intuition.

SIE BRAUCHEN

Saubere, flache Oberfläche
Räucherwerk aus Salbei oder Palo-Santo-Holz
Feuerzeug/Streichhölzer
Heilsteine: 1 Pyrit, 4 Zitrine, 4 Rutilquarze, 8 Bergkristalle

ZEITAUFWAND

Je nach Größe des Musters sollten Sie mindestens 15 Minuten für dieses Ritual einplanen. Sie können das Muster liegen lassen, solange Sie möchten. Reinigen Sie es nur hin und wieder und konzentrieren Sie sich immer wieder auf Ihre Intention.

DER ABLAUF

1 Reinigen Sie die Heilsteine und den Ort, an dem Sie das Muster legen möchten, mit Salbei oder Palo-Santo-Holz.
2 Konzentrieren Sie sich auf Ihre Intention, etwa: »Ich heiße Erfolg und Fülle in meinem Leben willkommen.«
3 Legen Sie nun Ihr Muster mit dem wichtigsten Heilstein in der Mitte. In diesem Fall ist das der Pyrit.
4 Legen Sie anschließend die vier Zitrine kreisförmig um den Pyrit herum. Handelt es sich um Zitrinspitzen, sollten sie nach außen weisen, vom Zentrum weg.
5 Legen Sie die Rutilquarze zwischen die Zitrine.
6 Platzieren Sie nun die Bergkristalle so um die anderen Steine herum, dass sich ein symmetrisches Muster ergibt.
7 Zum Schluss lenken Sie noch einmal all Ihre Energie auf Ihre Intention. Zentrieren Sie sich und stellen Sie sich vor, wie Ihre Intention Wirklichkeit wird.

TIPP

Vielleicht möchten Sie dem Muster noch andere Elemente wie Kerzen, frische Blumen oder ein Gefäß mit Weihrauch hinzufügen.

Zum Schutz

Dieses Heilsteinmuster absorbiert die negative Energie eines bestimmten Ortes. Das Schutzmuster enthält eine wirkmächtige Heilsteinkombination, die das Zuhause vor jeglicher unerwünschter Energie bewahrt.

SIE BRAUCHEN

Saubere, flache Oberfläche
Räucherwerk aus Salbei oder Palo-Santo-Holz
Feuerzeug/Streichhölzer
Heilsteine: 1 Obsidian, 4 schwarze Turmaline, 4 Selenite, 8 Bergkristalle

ZEITAUFWAND

Je nach Größe des Musters sollten Sie mindestens 15 Minuten für dieses Ritual einplanen. Sie können das Muster liegen lassen, solange Sie möchten. Reinigen Sie es nur hin und wieder und konzentrieren Sie sich immer wieder auf Ihre Intention.

DER ABLAUF

1. Reinigen Sie die Heilsteine und den Ort, an dem Sie das Muster legen möchten, mit Salbei oder Palo-Santo-Holz.
2. Konzentrieren Sie sich auf Ihre Intention, etwa: »Ich ziehe ausschließlich positive Energie in mein Heim.«
3. Legen Sie nun Ihr Muster mit dem wichtigsten Heilstein in der Mitte. In diesem Fall ist das der Obsidian.
4. Legen Sie anschließend die vier schwarzen Turmaline kreisförmig um den Obsidian herum. Handelt es sich um Turmalinspitzen, sollten sie nach außen weisen, vom Zentrum weg.
5. Legen Sie die Selenite zwischen die schwarzen Turmaline.
6. Platzieren Sie nun die Bergkristalle so um die anderen Steine herum, dass sich ein symmetrisches Muster ergibt.
7. Zum Schluss lenken Sie noch einmal all Ihre Energie auf Ihre Intention. Zentrieren Sie sich und stellen Sie sich vor, wie Ihre Intention Wirklichkeit wird.

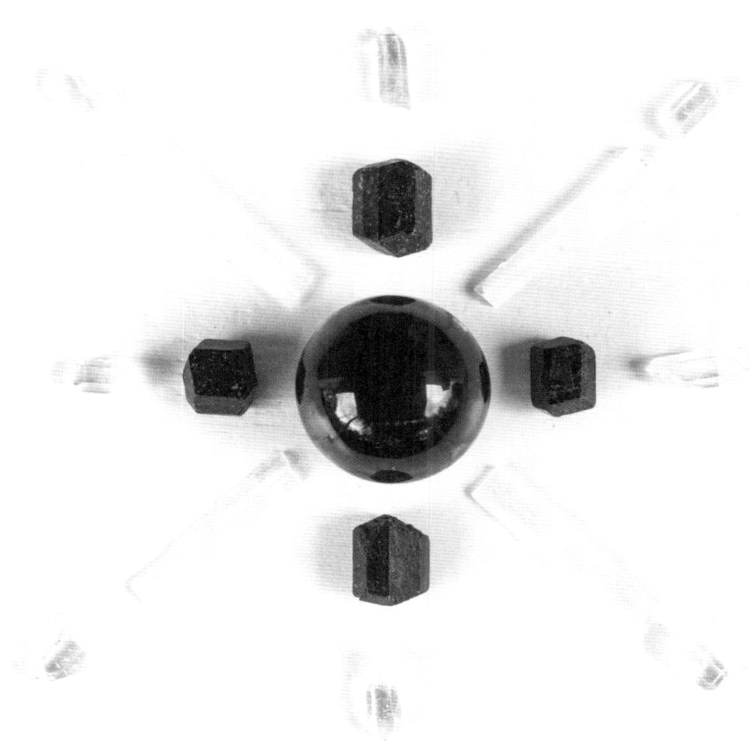

Für Liebe und Beziehungen

Dieses Muster hilft Ihnen dabei, die bedingungslose Liebe in Ihr Leben einzuladen. Die Heilsteine in diesem Muster besitzen eine erhebende und unterstützende Energie, die sowohl die Selbstliebe fördert als auch eine neue Liebe anzieht. Und natürlich unterstützt sie auch eine bereits bestehende partnerschaftliche Beziehung.

SIE BRAUCHEN

Saubere, flache Oberfläche
Räucherwerk aus Salbei oder Palo-Santo-Holz
Feuerzeug/Streichhölzer
Heilsteine: 1 mittelgroßer Rosenquarz, 4 Rhodochrosite, 4 Chrysokolle, 8 kleinere Rosenquarze

ZEITAUFWAND

Je nach Größe des Musters sollten Sie mindestens 15 Minuten für dieses Ritual einplanen. Sie können das Muster liegen lassen, solange Sie möchten. Reinigen Sie es nur hin und wieder und konzentrieren Sie sich immer wieder auf Ihre Intention.

DER ABLAUF

1. Reinigen Sie die Heilsteine und den Ort, an dem Sie das Muster legen möchten, mit Salbei oder Palo-Santo-Holz.
2. Konzentrieren Sie sich auf Ihre Intention, etwa: »Ich heiße Liebe und Glück in meinem Leben willkommen.«
3. Legen Sie nun Ihr Muster mit dem wichtigsten Heilstein in der Mitte. In diesem Fall ist das der mittelgroße Rosenquarz.
4. Legen Sie anschließend die vier Rhodochrosite kreisförmig um den Rosenquarz herum. Der Abstand sollte immer gleich sein, damit das Muster symmetrisch wird.
5. Legen Sie die Chrysokolle zwischen die Rhodochrosite.
6. Platzieren Sie nun die kleineren Rosenquarze so um die anderen Steine herum, dass sich ein symmetrisches Muster ergibt.
7. Zum Schluss lenken Sie noch einmal all Ihre Energie auf Ihre Intention. Zentrieren Sie sich und stellen Sie sich vor, wie Ihre Intention Wirklichkeit wird.

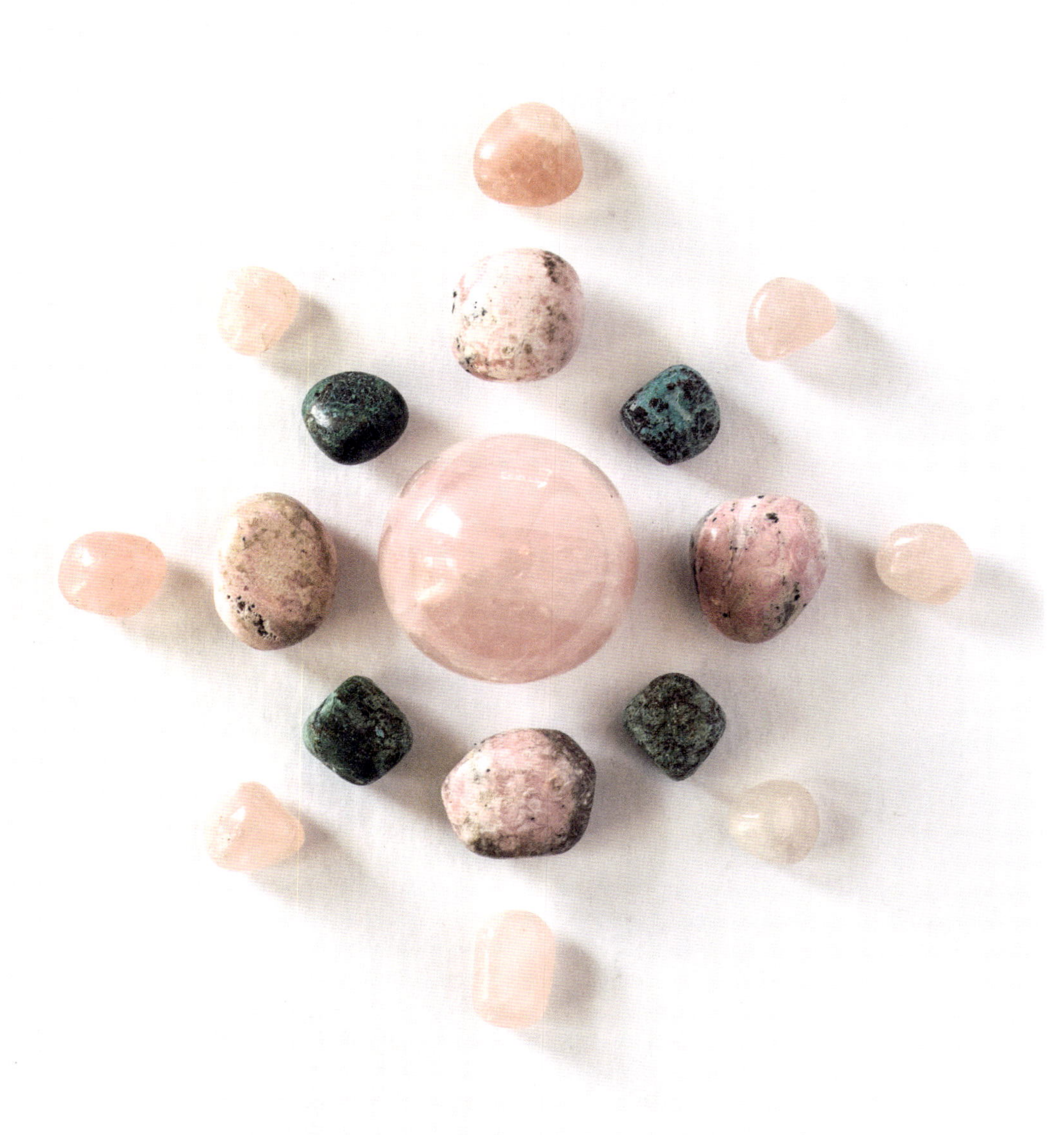

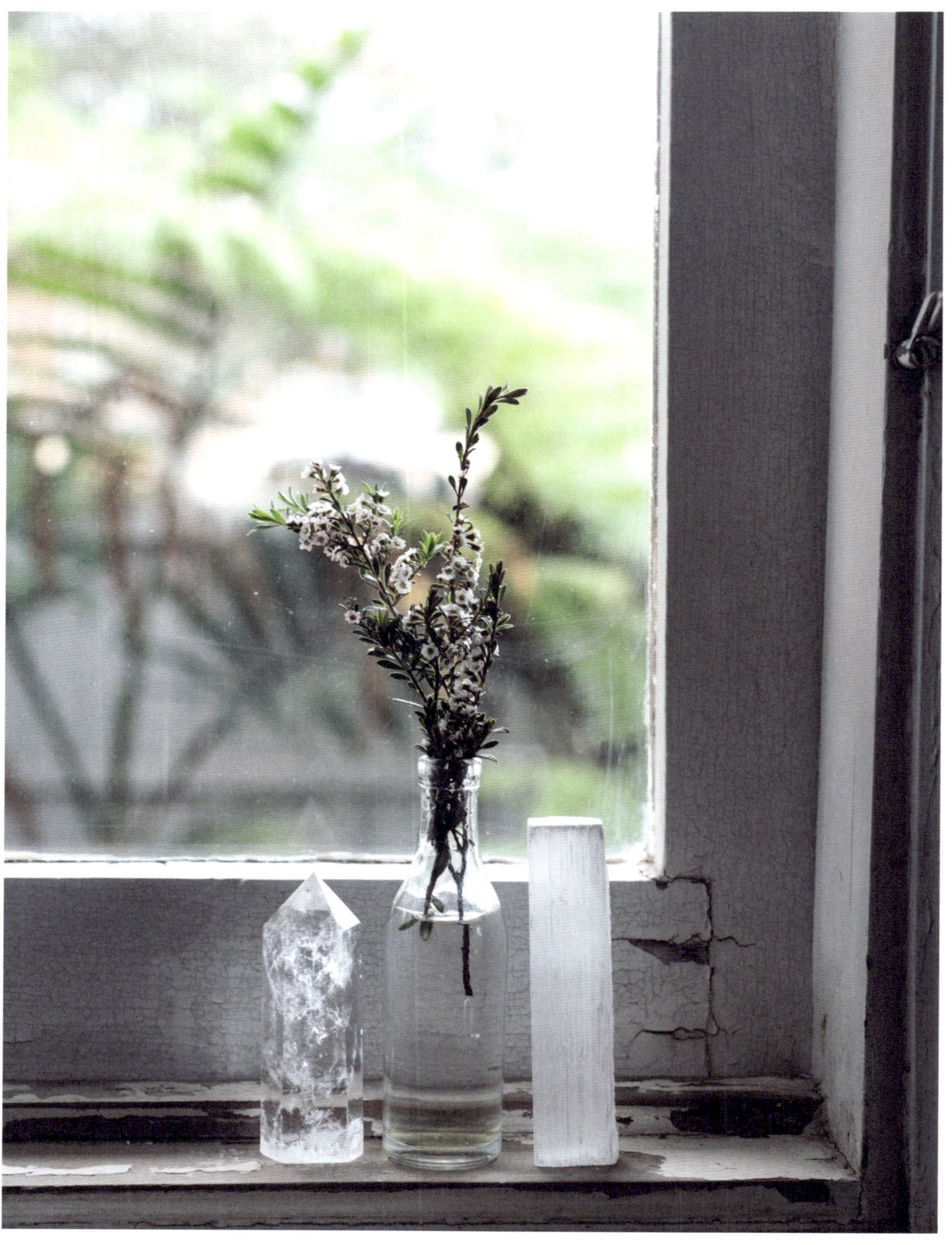

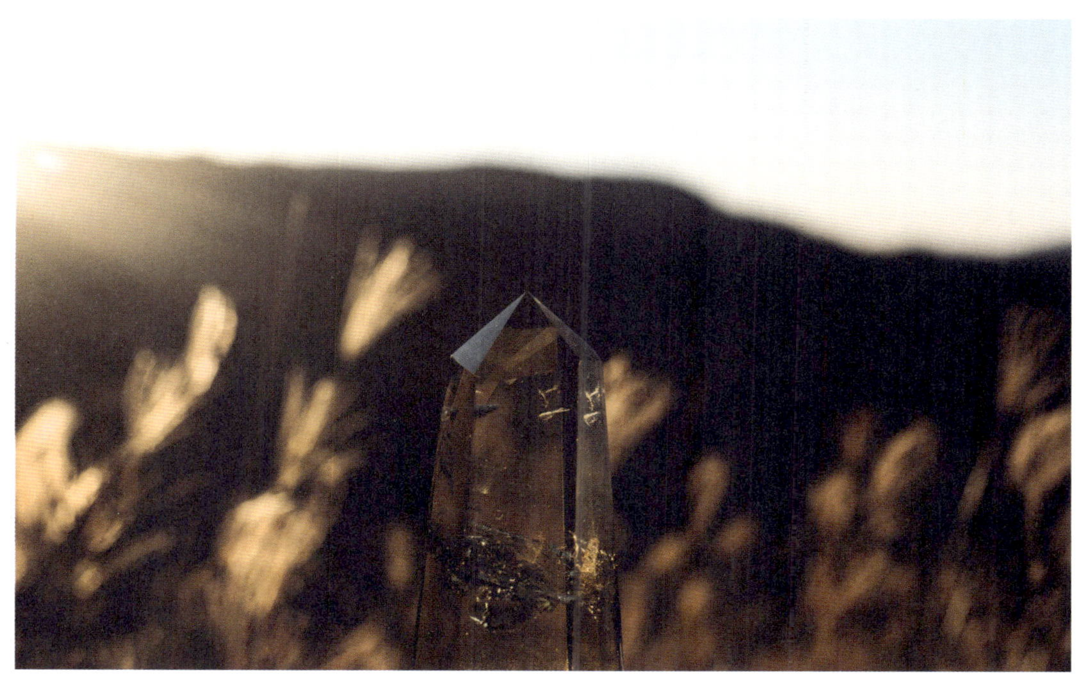

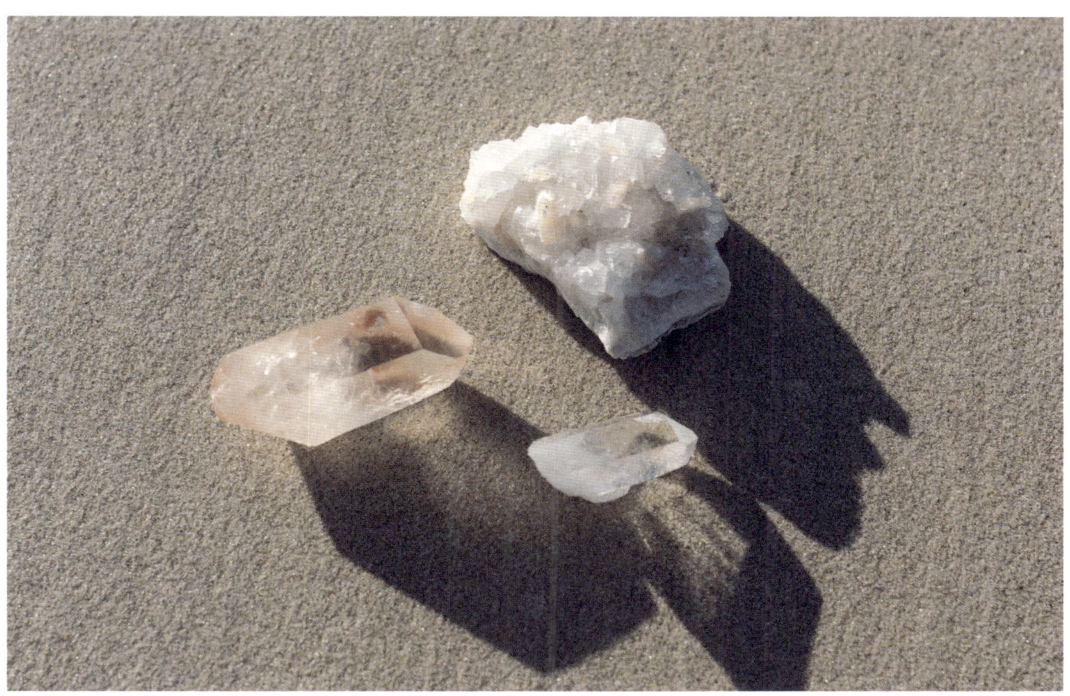

KAPITEL 4

DEN RICHTIGEN STEIN FINDEN

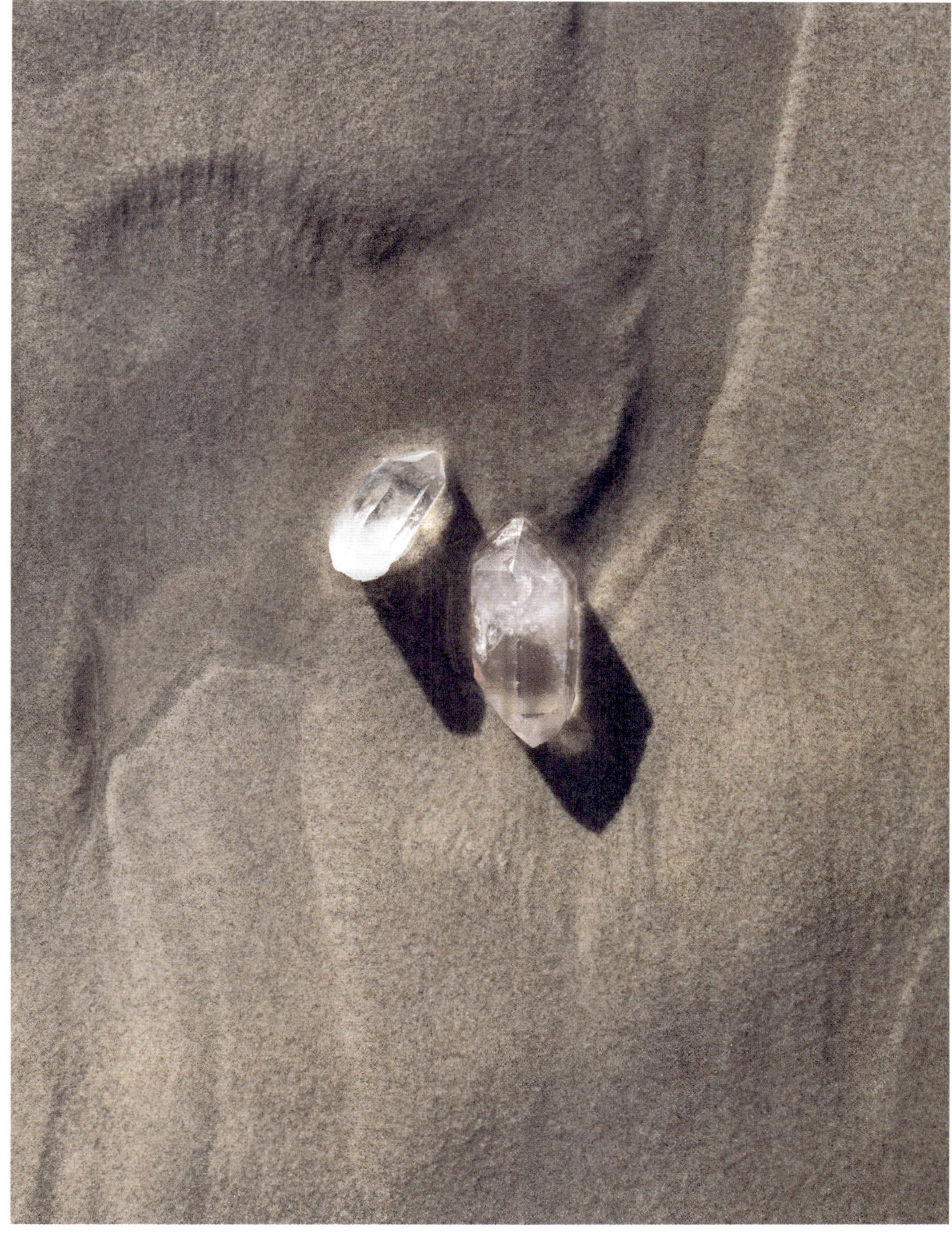

REGISTER DER STEINE NACH BEDÜRFNIS

A

Achtsamkeit
- Howlith 126

Albträume
- Amethyst 122f.
- Fluorit 102f.
- Onyx 144f.

Angst
- Amethyst 122f.
- Apophyllit 88f.
- Aventurin 86f.
- Chrysopras 68f.
- Coelestin 124f.
- Danburit 98f.
- Howlith 126
- Larimar 139
- Lepidolith 128f.
- Lithiumquarz 100f.
- Rhodonit 78f.
- schwarzer Turmalin 127
- Skolezit 130f.
- Türkis 138

Anti-Aging
- Aquamarin 120f.

Aufräumen
- Chlorit 132

Ausgeglichenheit
- Aragonit 140
- Chlorit 132
- Chrysopras 68f.
- Feuerachat 142f.
- Granat 113
- Kunzit 72
- Rauchquarz 136f.

Ausgewogenheit
- Amethyst 122f.
- Aragonit 140
- Chlorit 132
- Danburit 98f.
- Dioptas 70f.
- Fluorit 102f.
- Jaspis 108f.
- Lepidolith 128f.
- Lithiumquarz 100f.
- Mondstein 150f.
- Obsidian 141
- schwarzer Turmalin 127
- Shungit 94
- Türkis 138
- siehe auch Ausgeglichenheit

B

bedingungslose Liebe
- Kunzit 72
- Rhodochrosit 91
- Rosenquarz 64f.

Bewusstsein
- Angelith 90
- Hemimorphit 77

D

depressive Verstimmungen
- Amethyst 122f.
- Chrysopras 68f.
- Coelestin 124f.
- Lepidolith 128f.
- Lithiumquarz 100f.
- Rhodonit 78f.

E

Einheit/Einigkeit
- Smaragd 76

Elektrosmog
- Malachit 61

emotionale Heilung
- Danburit 98f.
- Kalzit 107
- Lepidolith 128f.
- Lithiumquarz 100f.
- Obsidian 141
- Rhodochrosit 91
- Sugilith 80f.

Empathie
- Hemimorphit 77

Energie
- Bergkristall 104f.
- Granat 113
- Herkimer Diamant 110f.
- Jaspis 108f.
- Kalzit 107
- Moldavit 95
- Obsidian 141
- Vanadinit 112
- siehe auch erdende Energie; erhebende Energie; positive Energie

Entgiftung
- Rauchquarz 136f.

erdende Energie
- Feuerachat 142f.
- Hämatit 148f.
- Jaspis 108f.
- Lodolith 82f.
- Onyx 144f.
- schwarzer Turmalin 127
- Tigerauge 114f.

Erfolg
- Amazonit 60
- Fluorit 102f.
- Pyrit 54
- Topas 62f.
- Zitrin 55

erhebende Energie
  Herkimer Diamant 110f.
Erleuchtung
  Apophyllit 88f.
  Danburit 98f.
Erneuerung/Verjüngung
  Aquamarin 120f.
  Fuchsit 96f.
  Larimar 139
  Rosenquarz 64f.

F

Flugangst
  Malachit 61
Fokussierung
  Fluorit 102f.
  Sodalith 106
Freude
  Chrysopras 68f.
  Dioptas 70f.
  Fuchsit 96f.
  Hemimorphit 77
  Kunzit 72
  Lithiumquarz 100f.
  Smaragd 76
Freundlichkeit/Güte
  Smaragd 76
Frieden
  Amethyst 122f.
  Angelith 90
  Aquamarin 120f.
  blauer Spitzenachat 92f.
  Chrysokoll 66f.
  Coelestin 124f.
  Hemimorphit 77
  Howlith 126
  Kunzit 72
  Larimar 139
  Lepidolith 128f.
  Lithiumquarz 100f.
  Mondstein 150f.
  Rhodonit 78f.
  Rosenquarz 64f.
  Saphir 146f.
  Selenit 133
  Skolezit 130f.
  Sugilith 80f.
Fruchtbarkeit
  Mondstein 150f.
  Rosenquarz 64f.
Führung
  Danburit 98f.

G

Geduld
  Hemimorphit 77
  Howlith 126
  Kunzit 72
Gelassenheit
  Howlith 126
  Kyanit 118f.
  Larimar 139
  Lepidolith 128f.
  Lithiumquarz 100f.
  Türkis 138
Glück
  Jade 56f.
  Selenit 133

H

Harmonie
  Aragonit 140
  blauer Spitzenachat 92f.
  Chrysokoll 66f.
  Coelestin 124f.
  Danburit 98f.
  Hämatit 148f.
  Kunzit 72
  Lithiumquarz 100f.
  Rosenquarz 64f.
  Skolezit 130f.
Heilung
  Amethyst 122f.
  Aventurin 86f.
  Bergkristall 104f.
  Chlorit 132
  Danburit 98f.
  Dioptas 70f.
  Fuchsit 96f.
  Jade 56f.
  Kalzit 107
  Lepidolith 128f.
  Lithiumquarz 100f.
  Lodolith 82f.
  Malachit 61
  Moldavit 95
  Mondstein 150f.
  Rauchquarz 136f.
  Rhodochrosit 91
  Rhodonit 78f.
  Rosenquarz 64f.
  Shungit 94
  Skolezit 130f.
  Sugilith 80f.
  siehe auch emotionale Heilung;
    innere Heilung
Heiterkeit
  Mondstein 150f.
  Skolezit 130f.

hellsichtiges Träumen
Herkimer Diamant 110f.
Jade 56f.
Kyanit 118f.
Lodolith 82f.
Hingabe
Opal 74f.
Hoffnung
Opal 74f.

I

innere Heilung
Moldavit 95
Rosenquarz 64f.
Türkis 138
innere Stärke
Amazonit 60
Feuerachat 142f.
Lodolith 82f.
Rutilquarz 50f.
Vanadinit 112
siehe auch Kraft
Inspiration
Bergkristall 104f.
Sodalith 106
Intelligenz
Sodalith 106
Intuition
Amethyst 122f.
Angelith 90
Apatit 58f.
Apophyllit 88f.
Aquamarin 120f.
Fluorit 102f.
Hemimorphit 77
Herkimer Diamant 110f.
Kyanit 118f.
Labradorit 134f.
Lapislazuli 84f.
Lithiumquarz 100f.
Mondstein 150f.
Selenit 133
Sodalith 106

J

junge Mütter
Kunzit 72

K

Klarheit
Coelestin 124f.
Fluorit 102f.
Herkimer Diamant 110f.
Kommunikation
Apatit 58f.
Chrysokoll 66f.
Coelestin 124f.
Dioptas 70f.
Hemimorphit 77
Kyanit 118f.
Türkis 138
Konzentration
Fluorit 102f.
Lapislazuli 84f.
Kraft
Bergkristall 104f.
Lapislazuli 84f.
Lodolith 82f.
siehe auch innere Stärke
Kreativität
Apatit 58f.
Karneol 116f.
Sodalith 106
Sonnenstein 52f.
Topas 62f.
Türkis 138
Vanadinit 112
Zitrin 55

L

Leidenschaft
Feuerachat 142f.
Karneol 116f.
Opal 74f.
Rubin 73
Vanadinit 112
Leistung
Fluorit 102f.
Liebe
Chrysokoll 66f.
Chrysopras 68f.
Danburit 98f.
Dioptas 70f.
Hemimorphit 77
Jade 56f.
Kunzit 72
Lithiumquarz 100f.
Mondstein 150f.
Opal 74f.
Rhodochrosit 91
Rhodonit 78f.
Rosenquarz 64f.
Rubin 73
Smaragd 76
Sugilith 80f.
siehe auch bedingungslose Liebe; Liebe anziehen; neue Liebe; Selbstliebe
Liebe anziehen
Rubin 73

M

Mitgefühl
Chrysokoll 66f.
Dioptas 70f.
Hemimorphit 77
Lithiumquarz 100f.
Rhodochrosit 91
Motivation
Apatit 58f.
Kalzit 107
Rubin 73

Mut
Amazonit 60
Granat 113
Hämatit 148f.
Jaspis 108f.
Karneol 116f.
schwarzer Turmalin 127
Tigerauge 114f.

N

neue Liebe
Chrysopras 68f.

O

Optimismus
Chrysopras 68f.
Sonnenstein 52f.

P

persönliche Wandlung
Lodolith 82f.
Malachit 61
Moldavit 95
Rhodochrosit 91
Rutilquarz 50f.
Skolezit 130f.
positive Energie
Kalzit 107
Positivität
Apophyllit 88f.
Aventurin 86f.
Chlorit 132
Hemimorphit 77
Rhodochrosit 91
Selenit 133

R

Reinheit
Chlorit 132
Herkimer Diamant 110f.
Opal 74f.
Saphir 146f.
Shungit 94
Ruhe
Amethyst 122f.
Apophyllit 88f.

S

Schlaflosigkeit
Amethyst 122f.
Angelith 90
Aquamarin 120f.
Aragonit 140
Danburit 98f.
Fluorit 102f.
Howlith 126
Schmerzlinderung
Lapislazuli 84f.
Schutz
Amethyst 122f.
Aquamarin 120f.
Chlorit 132
Feuerachat 142f.
Fluorit 102f.
Granat 113
Hämatit 148f.
Labradorit 134f.
Malachit 61
Moldavit 95
Mondstein 150f.
Obsidian 141
Onyx 144f.
Rauchquarz 136f.
Rhodonit 78f.
Saphir 146f.
schwarzer Turmalin 127
Selenit 133
Tigerauge 114f.
Türkis 138
Schwangerschaft
Kunzit 72
Rosenquarz 64f.
Selbstausdruck
blauer Spitzenachat 92f.
Kyanit 118f.
Selbstliebe
Rosenquarz 64f.
Spiritualität
Angelith 90
Apophyllit 88f.
Coelestin 124f.
Dioptas 70f.
Herkimer Diamant 110f.
Labradorit 134f.
Sprechen vor Publikum
Lapislazuli 84f.
Stabilität
Aragonit 140
blauer Spitzenachat 92f.
Feuerachat 142f.
Hämatit 148f.
Howlith 126
Karneol 116f.
Larimar 139
Onyx 144f.
Rauchquarz 136f.
Rhodonit 78f.
schwarzer Turmalin 127
Sugilith 80f.
Stärke
Aragonit 140
Feuerachat 142f.
Granat 113
Karneol 116f.
Labradorit 134f.
Lodolith 82f.
Obsidian 141
Onyx 144f.
Saphir 146f.
schwarzer Turmalin 127
Vanadinit 112
siehe auch innere Stärke

Stress
Apophyllit 88f.
Aventurin 86f.
Danburit 98f.
Fuchsit 96f.
Howlith 126
Larimar 139
Rauchquarz 136f.
Saphir 146f.
schwarzer Turmalin 127
Skolezit 130f.
Vanadinit 112

T

Transformation siehe persönliche Wandlung
Trauer
Rosenquarz 64f.
Sugilith 80f.
Träumen
siehe hellsichtiges Träumen; Albträume
Trost
Aquamarin 120f.

U

Unbeschwertheit
Lepidolith 128f.
Unfallschutz
Malachit 61
Unterstützung
Feuerachat 142f.
Hämatit 148f.
Sugilith 80f.

V

Vergebung
Chrysopras 68f.
Danburit 98f.
Dioptas 70f.
Hemimorphit 77
Kunzit 72
Rhodochrosit 91
Rhodonit 78f.
Verlust
Rosenquarz 64f.
Sugilith 80f.
Vertrauen
Chrysopras 68f.
Vitalität
Granat 113
Jaspis 108f.
Kalzit 107
Onyx 144f.
Pyrit 54
Rauchquarz 136f.
Rubin 73
Shungit 94
Smaragd 76
Sonnenstein 52f.
Vanadinit 112

W

Wahrheit
Amazonit 60
Kyanit 118f.
Lapislazuli 84f.
Lithiumquarz 100f.
Wärme
Zitrin 55
Weisheit
Lapislazuli 84f.
Larimar 139
Saphir 146f.
Wohlbefinden
Angelith 90
Apophyllit 88f.
Fuchsit 96f.
Shungit 94
Wohlstand
Amazonit 60
Dioptas 70f.
Jade 56f.
Lapislazuli 84f.
Pyrit 54
Rutilquarz 50f.
Wunscherfüllung
Apatit 58f.
Bergkristall 104f.
Kyanit 118f.
Pyrit 54
Rutilquarz 50f.
Tigerauge 114f.
Topas 62f.
Wut
Chlorit 132
Lapislazuli 84f.

Z

Zufriedenheit
Aventurin 86f.
Lepidolith 128f.
Opal 74f.
Rhodonit 78f.
Sonnenstein 52f.
Topas 62f.
Zitrin 55
Zuversicht
blauer Spitzenachat 92f.
Hämatit 148f.
Jaspis 108f.
Kalzit 107
Onyx 144f.
Tigerauge 114f.

ALLGEMEINES REGISTER

Fett gedruckte Seitenzahlen beziehen sich auf Haupteinträge.

A

Amazonit 32, 42, 46, **60**
Amethyst 8, 10, 11, 22, 25, 27, 32, 36, 38, 41, 42, 44, **122f.,** 154, 156, 165, 168, 170, 172
Angelith 41, **90,** 91
Anti-Aging 171
Anwendungsmöglichkeiten 154
  Chakras und Auflegen der Steine 164f.
  Essenzen 172
  Heilsteinelixiere 172f.
  Massagen 166–169
  Meditation 156f.
  Muster 174–179
  Rituale 158–163
  Schönheitsbehandlungen 170f.
Apatit **58f.**
Apophyllit 22, 36, 38, **88f.**
Aquamarin 22, 26, 27, 44, **120f.,** 165, 170
Aragonit **140,** 141
Aufladen der Heilsteine 22
Aufräumen 28, 132, 162
Aufstellen der Heilsteine 22
Ausgeglichenheit 94
Auswahl der Heilsteine 16
Aventurin 29, 32, 36, 38, 46, 47, **86f.**

B

Badezimmer 44f.
bedingungslose Liebe 65
Bergkristall 29, 32, 36, 38, 41, 44, **104f.,** 154, 156, 160, 165, 171, 175, 176
Bezugsquellen 21
blauer Spitzenachat 44, **92f.**
Büro 46
  Schutz vor Elektrosmog 47

C

Chakras 164, 165
Chlorit **132**
Chrysokoll 32, **66f.,** 178
Chrysopras 44, **68f.,** 165
Cluster 19
Coelestin 21, 22, 41, **124f.**

D

Danburit 41, **98f.**
Dioptas **70f.**

E

Edelsteine 11
Eingangsbereich und Flur 34f.
  Karneol 116
Elektrosmog 47, 61
Elixiere 172f.
  Amethyst 25, 123
  Angelith 90
  Aventurin 86
  blauer Spitzenachat 92
  Feuerachat 143
  indirekte Anwendung 173
  Kalzit 107
  Obsidian 141
  Saphir 147
emotionale Heilung 91
emotionale Unterstützung 80
Empathie 77
Energie 105
Entgiftung 137
erdende Energie 108, 127
erfolgreiche Liebe 76
erhebende Energie 111
Essenzen 172

F

Feng Shui 32
  Rubin 72
  Smaragd 77
  Zitrin 54
Feuerachat **142f.**
Flugangst 25, 61
Fluorit 22, 32, 41, 46, 47, **102f.**
Formen und Größen 18f.
Frieden 92, 126, 151
Fuchsit 32, 42, **96f.**
Fülle 50

G

Geburtssteine 27
Gelassenheit 101, 139
Generatorkristalle 19
Geoden 19
Gesichtsmaske 65, 171
Gesichtsmassage 168
Gesichtsspray 44, 120, 170, 173
Gestein 11
Glück 57
Granat 8, 24, 27, **113,** 165
Gua-Sha-Gesichtsmassage 168

H

Hämatit 25, 35, 46, 47, **148f.,** 165
Harmonie 148

Heilung 97, 151
Heiterkeit 130
Hemimorphit 32, 36, 38, **77**
Herkimer Diamant **110f.**
Hingabe 74
Howlith 41, **126**

I

innere Führung 99
innere Heilung 95
innerer Frieden 133
innere Stärke 60, 82
intellektuelle Anregung 106
Intuition 85

J

Jade 10, 32, 36, 41, 44, **56f.,** 165, 168, 170, 171
Jaspis 46, **108f.,** 165

K

Kalzit **107**
Karneol 10, 16, 25, 46, **116f.,** 165
Kommunikation 67
Konzentration 103
Kristallbildung 10f.
Küche 36f.
Kugeln 19
Kunzit 22, 42, **72**
Kyanit 41, **118f.**

L

Labradorit **134f.**
Lagern der Heilsteine 22
Lapislazuli 10, 32, 42, **84f.,** 165
Larimar 138, **139**
Leidenschaft 73
Lepidolith 41, **128f.,** 165
Liebe und Schutz 78
Lithiumquarz **100f.**
Lodolith 38, **82f.**

M

Malachit 10, 25, 29, 32, 42, 47, 60, **61,** 173
Massagen 166–169
  Gua-Sha-Gesichtsmassage 168
  Reflexzonenmassage 167
Meditation 156f.
  mit Heilsteinen 157
Mineralien 11
Moldavit **95**
Mondlicht 22
Mondstein 25, 27, 41, 42, **150f.**
Motivation 58
Muster aus Heilsteinen 174–179
  Apophyllit 89
  Erfolg und Fülle 175
  Fuchsit 97
  Granat 113
  Hemimorphit 77
  Herkimer Diamant 111
  Liebe und Beziehungen 178f.
  Lithiumquarz 101
  Mondstein 151
  Pyrit 54
  Rauchquarz 137
  Rutilquarz 50
  Schlafzimmer 41
  Schutz 176f.
  Sugilith 81
  Tigerauge 115
Mut 113
Mutterschaft 72

N

natürliche Spitze 18

O

Obsidian 35, 42, **141,** 176
Onyx 42, **144f.**
Opal 27, **74f.**
Optimismus 52

P

persönliches Wachstum 86
persönliche Wandlung 61
Pflege der Heilsteine 21f.
polierte Steine 18
positive Energie 107
Programmieren der Heilsteine 28f.
Pyramiden 19
Pyrit 25, 32, 42, 46, 47, **54,** 55, 165, 173, 175

R

Räuchern 22, 35
Rauchquarz **136f.**
Raumspray 36, 70, 99, 173
Reflexzonenmassage 167
Reinigen der Heilsteine 22
Reisen mit Heilsteinen 25
Rhodochrosit 32, **91,** 165, 178
Rhodonit **78f.**
Rituale 158–163
  Neumondritual 159
  Reinigen von Räumen oder Orten 162
  Vollmondritual 160
Rohsteine 18
Rosenquarz 8, 10, 11, 16, 22, 26, 29, 32, 36, 38, 41, 42, 44, **64f.,** 157, 165, 168, 170, 171, 178
Rubin 27, 72, **73,** 165
Ruhe 88
  den Geist zur Ruhe kommen lassen 123
Rutilquarz 32, 36, **50f.,** 175

S

Saphir 27, **146f.,** 165
Schlafzimmer 40f.
  Kinderzimmer 42f.
Schönheitsbehandlungen 44, 170

Aquamarin 120
Gesichtsmaske mit Rosenquarz 65, 171
Heilsteine und Anti-Aging 171
Shungit 95
Schutz 127, 135, 138, 141, 147
schwarzer Turmalin 25, 29, 32, 35, 42, 46, 47, 126, **127,** 162, 171, 176
Selbstausdruck 118
Selbstvertrauen 115
Selenit 22, 35, 41, 132, **133,** 162, 176
Shungit 44, 46, 47, **94**
Sicherheit 143
Skolezit 41, **130f.**
Smaragd 27, **76,** 77
Sodalith 46, 47, **106,** 107, 165
Sonnenlicht 22
Sonnenstein 32, **52f.**
spirituelles Bewusstsein 90, 125
Stäbe 19
Stabilität 116, 126, 140, 144
Stärke 116, 141, 144
Sugilith **80f.,** 165

T

Tigerauge 42, 46, **114f.,** 165
Topas 10, 22, 27, **62f.**
Tragen von Heilsteinen 26f.
Trommelsteine 19
Trost 120
Türkis 10, 25, 27, 46, **138,** 165

U

Unfallschutz 25, 61
Unterstützung 143

V

Vanadinit 42, 46, 47, **112,** 113, 165
Vergebung 70
Vertrauen 69
Verwendung zu Hause 13, 28–32
Badezimmer 44f.
Büro 46f.
Eingangsbereich und Flur 34f.
erste Anwendung 29
im neuen Zuhause 29
Kinderzimmer 42f.
Küche 36f.
Schlafzimmer 40f.
Wohnzimmer 38f.
Vitalität 54, 112

W

Wasser 22
Wohnzimmer 38f.
Wunscherfüllung 62

Z

Zimmerpflanzen 38
Zitrin 10, 22, 26, 32, 35, 46, 54, **55**
Zufriedenheit 55

DANKSAGUNG

Den folgenden Menschen möchte ich für ihre unermüdliche Ermutigung und die Unterstützung beim Schreiben dieses Buchs von Herzen danken. Ihr alle habt eine wichtige Rolle beim Entstehen des Buchs gespielt.

Meinem besten Freund und Verlobten, Bali, danke ich für seine kontinuierliche Unterstützung in allem, was ich tue. Ich danke dir für deine Geduld, deine Liebe und deine echte Begeisterung.

Meiner wunderbaren Mutter Mallika danke ich für so vieles! Ich danke dir fürs Mutmachen, für deine Güte, deinen Rat und deine Hilfe – nicht nur bei diesem Buch, sondern immer.

Meiner ebenso wunderbaren Schwester Dhyana danke ich für ihre unschätzbare Arbeit. Du bist die Nummer eins bei Luminosity Crystals, ohne dich würde der Laden schlicht nicht laufen!

Meinen wichtigsten Heilsteinlieferanten Kevin und Gwen danke ich für ihr immenses Wissen und ihre Liebe zu den Steinen. Ich danke euch dafür, dass ihr mir beim Aufbau meines Unternehmens geholfen habt.

Meiner Redakteurin Philippa Wilkinson danke ich für ihr Engagement, ihren Rat und ihre Unterstützung beim Schreiben des Buchs. Ich kann dir gar nicht genug dafür danken, dass du mir die Möglichkeit gegeben hast, meine Ideen in die Tat umzusetzen.

Dem Verlagsteam von White Lion danke ich für seine harte Arbeit und seine Hingabe an dieses Projekt.

ÜBER DIE AUTORIN

Juliette Thornbury gründete Luminosity Crystals 2015 in den Hügeln hinter der australischen Byron Bay. Sie wollte damit die Faszination, die Heilsteine auf sie ausüben, und ihr Staunen über die Wunder von Mutter Erde mit anderen Menschen teilen. Mittlerweile hat sich Luminosity Crystals zu einem blühenden Onlineshop und Großhandel gemausert, der für Nachhaltigkeit und Qualität steht.